# AX-LES-THERMES

## GUIDE-ANNUAIRE

## DES ÉTRANGERS

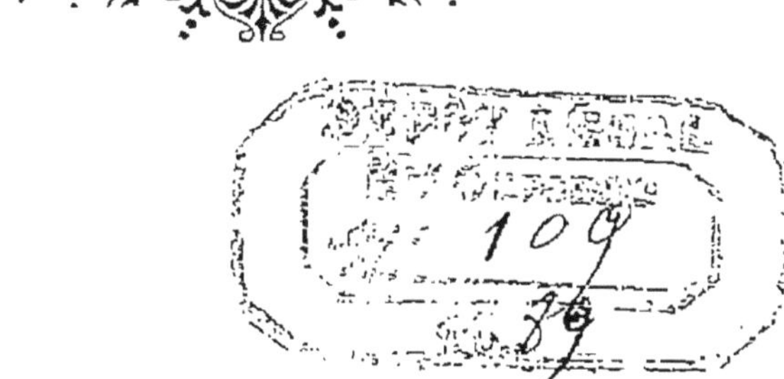

TOULOUSE

IMPRIMERIE F. TARDIEU

RUE DES GESTES, 6

# GUIDE-ANNUAIRE

## DES ÉTRANGERS

# AUX EAUX D'AX-LES-THERMES

TOULOUSE. — IMPRIMERIE  F.  TARDIEU

Rue des Gestes, 6.

# UIDE-ANNUAIRE

## DES ÉTRANGERS

## AUX EAUX D'AX-LES-THERMES

### Par P. T.

## PRÉFACE, NOTICE SUR LES EAUX

## ET LE TRAITEMENT THERMAL

### Par L. FUGAIRON

Docteur en Médecine et Docteur ès-sciences,
Lauréat de la Faculté de Médecine de Paris,
Médecin-consultant aux eaux d'Ax.

## TOULOUSE

### IMPRIMERIE F. TARDIEU

6, RUE DES GESTES, 6

—

**1889**

# SÉJOUR A AX

LA SAISON THERMALE COMMENCE LE 15 JUIN
ET FINIT LE 1er OCTOBRE.

## LA DURÉE DU TRAITEMENT

est de **24** à **30** jours.

## LES PRIX DU LOGEMENT

### ET DE LA NOURRITURE

*Varient* de **4** à **12** francs *par jour*

suivant le confort,

**la Situation des Hôtels.**

et l'étage occupé.

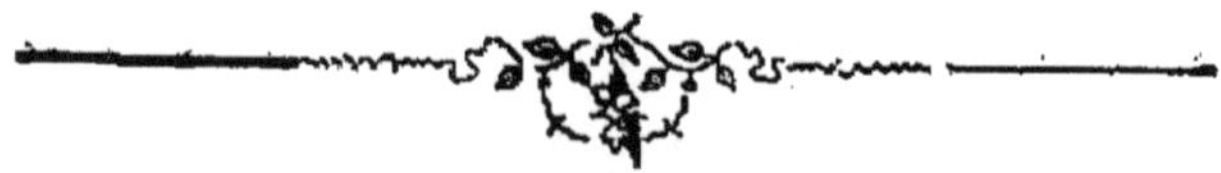

# PRÉFACE DE L'AUTEUR

Ordinairement, un *Guide des Étrangers* dans une station .thermale, est destiné à faire connaître aux voyageurs les *agréments sans pareils de la localité* et *les vertus incomparables des sources.* Celui-ci se contente de faire connaître à l'étranger comment il peut, chez nous, trouver quelque agrément, et quelles sont les propriétés de nos sources ; c'est, avant tout, un livre de *bonne foi.* Il a été composé sous la direction de M. le docteur Fugairon, qui a écrit récemment un livre très complet sur le canton d'Ax, livre qui a été couronné par la Faculté de Médecine de Paris. Nous ne pouvions mieux faire qu'en y faisant de nombreux emprunts pour rédiger notre *Guide.*

Le docteur Fugairon a bien voulu se charger lui-même de la partie relative aux eaux, au traitement thermal et aux améliorations ou innovations à faire dans notre station thermale. Il en est de même de la préface servant d'introduction et destinée à montrer à nos concitoyens l'état dans lequel se trouve actuellement la station d'Ax-les-Thermes, au point de vue du progrès médical.

Nous serons suffisamment récompensé de notre travail, si nous avons réussi à être utile aux étrangers qui viennent nous visiter et à éclairer nos concitoyens sur leurs véritables intérêts et sur les dangers pour l'avenir de la direction qu'ils ont jusqu'ici suivie.

Ax-les-Thermes, le 12 avril 1889.

P. T.

# PRÉFACE DU Dr FUGAIRON

Le but de ce petit livre n'est pas seulement de fournir aux étrangers les renseignements qui leur sont
nécessaires ou utiles pour leur installation à Ax et
leurs excursions dans les environs de notre petite ville,
mais encore et surtout de les mettre à même de tirer le
meilleur parti possible des ressources thérapeutiques
que leur offre notre station thermale.

Le traitement thermal, en effet, n'est plus compris
aujourd'hui comme il l'était encore il y a dix ans. On
ne trouve plus que l'eau minérale suffise seule au traitement. A côté de l'action de l'eau on place celle du
climat et du régime hygiénique. « Dans plus d'un cas,
croyez-moi, dit M. le professeur Jaccoud, le climat
prend une telle importance qu'il domine, ou du moins
qu'il doit dominer de très haut la question de la composition chimique de l'eau. »

L'eau minérale elle-même ne peut être employée en
thérapeutique avec quelque espoir de succès que si sa
composition a été très exactement déterminée par l'analyse. Pas de prescriptions précises si le médicament n'est

pas exactement dosé. Or, l'analyse chimique rigoureuse des eaux d'Ax ne date que de quatre ans à peine. Les travaux qui avaient été faits avant cette époque, bien que non dépourvus d'une certaine valeur, ne présentaient pas le caractère de rigueur scientifique que réclame la médecine actuelle, et que M. le professeur Willm, l'homme le plus compétent de France dans l'analyse des eaux minérales, a su donner aux siens. Il est possible (et la chose est même certaine) que l'usage empirique de nos eaux ait été plus d'une fois couronné de succès, mais rien ne prouve qu'on en ait obtenu tous les avantages que leur connaissance scientifique permettra d'en retirer. Je dirai même que si nous comparions les succès obtenus depuis les analyses de MM. Garrigou et de Filhol, avec ceux antérieurs aux travaux de ces deux savants, nous aurions la preuve du contraire.

Quant à la connaissance du climat, elle est encore bien imparfaite. Jusqu'en 1883, époque où j'établis à Ax les appareils les plus indispensables aux observations météorologiques, aucun travail de ce genre n'avait été fait. Dans ma *Topographie médicale du canton d'Ax*, parue en juillet 1888, j'ai esquissé une climatologie. Malheureusement, le nombre d'années d'observations dont je disposais était trop faible pour arriver à un résultat précis, et il y a encore beaucoup à faire pour pouvoir déterminer exactement les caractères de notre climat.

Les considérations qui précèdent, et particulièrement celles qui ont rapport aux analyses chimiques des eaux, ne pouvaient entrer en ligne de compte lorsqu'on a créé les buvettes et les sections de bains de nos quatre établissements. Le plus récent, en effet, de ces établissements, date de plus de vingt ans, et les autres remontent à 1819 et jusqu'à 1780. Or, aujourd'hui encore, le mode d'emploi des sources est à peu près le même qu'il était à l'époqne de la création des bains.

C'est dire qu'il est nécessaire d'y apporter plusieurs modifications.

Une station thermale qui veut être recommandée par ceux qui font autorité en médecine, doit se tenir au courant des progrès de la science thérapeutique, sinon elle risque fort de dépérir et de tomber peu à peu dans l'oubli.

Ax se trouve dans cette périlleuse situation et ne s'en doute pas. Les propriétaires des bains, prenant à la lettre la réclame flatteuse que leur ont faite certains hommes intéressés, s'imaginent que tout est parfait dans leurs établissements et qu'il n'y a plus aucune amélioration à y apporter. Ils en sont tellement persuadés, que toute réforme proposée est accueillie par eux comme une critique malveillante, presque comme une injure.

Dans ma *Topographie médicale du canton d'Ax*, j'ai indiqué très sommairement, dans le chapitre consacré à nos eaux minérales, quelques réformes ou quelques améliorations qui sont absolument nécessaires. Quelle profanation ! j'ai touché à l'arche sainte ! j'ai attiré sur ma tête la haine de certains propriétaires de bains et, par-dessus tout, celle de l'inspecteur de nos thermes, M. le docteur Victor Auphan. Habitué, jusqu'ici, à parler seul de nos eaux et à en dire tont ce qu'il lui plaît, M. Auphan n'admet pas la contradiction. Dirigeant depuis environ vingt-quatre ans l'emploi thérapeutique des sources d'Ax, notre inspecteur trouve son œuvre parfaite. C'est fort bien ; mais peut-il exiger que tout le monde pense comme lui ? Voudrait-il empêcher les autres médecins d'Ax d'user de leur droit de faire connaître leur manière de voir ? Pour qui se prend donc M. Auphan ? Il n'est, ici, pas plus qu'un autre.

Etranger à notre localité, n'apparaissant dans notre vallée qu'à la belle saison, pour s'enfuir aussitôt après, comme les hirondelles, prétendrait-il avoir plus d'intérêt que nous à la prospérité de notre station thermale ? Avant toute chose, nous aimons Ax, nous, parce que c'est notre pays, M. Victor Auphan, lui, ne peut l'aimer que pour le bénéfice qu'il en retire.

Je dis plus, M. Auphan ne s'intéresse qu'au *présent* d'Ax et nullement à son *avenir*. Après lui le déluge ! Sa manière de parler des eaux, qui ressemble plus à la réclame d'un actionnaire des bains qu'à la dissertation d'un médecin ; l'habitude qu'il a laissé prendre aux propriétaires d'appartements à louer d'imposer, en quelque sorte, aux étrangers, l'établissement dans lequel ils devront se traiter, ne tendent à rien moins qu'à discréditer les eaux d'Ax auprès des hommes de science et à amener dans un avenir plus ou moins prochain la ruine de notre station thermale.

Dans la séance du Congrès international d'hydrologie qui eut lieu à Ax, le 16 octobre 1886, M. Auphan, tenant sans doute à faire de la réclame pour l'établissement du Teich, annonça que, d'après les analyses de M. Willm, le degré de sulfuration de la source Viguerie était de 0,0275 et que c'était la source d'Ax la plus sulfurée ; il tenait surtout à montrer qu'elle était plus sulfureuse que la grande source du Modèle. Or, plusieurs des médecins présents connaissaient les analyses de M. Willm et savaient le contraire de ce que leur disait M. Auphan. En effet, d'après M. Willm, le degré de sulfuration des deux sources est le suivant:

Grande source du Modèle :

| *Sulfuration brute.* | *Net en sulfure de sodium.* |
|---|---|
| 0,0282 | 0,0261 |

Source Viguerie :

| 0,0243 | 0,0226 (1) |

Or, si le docteur Auphan, à propos d'une source, a trompé ainsi volontairement ou non (mais dans tous les cas avec aplomb), les médecins du Congrès, n'est-on pas en droit de le soupçonner de tromper les méde-

---

(1) Cette différence dans le degré de sulfuration n'a aucune importance au point de vue thérapeutique.

cins et le public dans ses divers écrits sur les eaux d'Ax? Cette séance a été du plus désastreux effet.

Ce n'est pas tout, M. Auphan a écrit que *l'eau bleue,* du Teich, « *exerce une action dissolvante manifeste sur les calculs vésicaux,* » et cette assertion il l'a répétée dans la séance du Congrès, ajoutant que cette action dissolvante était *incontestable.* Le docteur F. Garrigou, que le principal actionnaire du Teich ne peut considérer cependant comme un ennemi, avait déjà protesté, au nom de la science, contre cette propriété extraordinaire attribuée par le public à l'eau bleue (1), et il faut tout le toupet de M. Auphan, ou toute son ignorance des notions les plus élémentaires de matière médicale, pour venir, sans sourciller, débiter une pareille ineptie devant une société de médecins. Car, enfin, c'est du charlatanisme tout pur, et en entendant M. Auphan parler de la sorte, que veut-on que les médecins pensent de tous les autres dires de l'inspecteur de nos thermes ?

J'ai eu l'occasion de connaître l'impression produite par la conférence de M. Auphan sur certains membres du Congrès international d'hydrodologie, et si les habitants d'Ax pensent que ces messieurs ont été favorablement influencés, ils peuvent se désillusionner ; M. l'inspecteur a fait, dans cette circonstance, plus de mal que de bien à nos eaux.

(1) Voir son *Etude chimique et médicale des eaux sulfureuses d'Ax.* 1862.

Pour M. Auphan, les eaux d'Ax se divisent en deux catégories : les eaux sulfureuses et les eaux dégénérées. Les premières sont excitantes, les secondes sont sédatives. Avez-vous besoin d'être excité ? Prenez des eaux sulfureuses ; avez-vous besoin d'être calmé ? Prenez des dégénérées ? Il y a des sulfureuses et des dégénérées dans chacun des quatre établissements ; allez vous traiter à celui qui vous conviendra, ou plutôt qui conviendra le mieux à votre propriétaire, à vos amis, etc. M. Auphan admet bien quelque petite différence ; il a même ses établissements préférés ; mais enfin, d'une manière générale, voilà son système de thérapeutique hydro-minérale tel qu'il est compris par le public axéen. Or, ce système, qui réduit en somme le traitement thermal à la vulgaire balnéologie et à l'hydrothérapie, est la négation même de la thérapeutique hydro-minérale. Aussi, depuis plus de vingt ans qu'il est en vigueur, il a peuplé presque uniquement à chaque saison notre station thermale de ces malades qu'on appelle des rhumatisants, et qui sont guéris ou soulagés par les eaux minérales de toutes les stations du globe, quelle que soit leur composition, même par l'eau ordinaire froide ou chauffée. Pour n'avoir que des rhumatisants à traiter, il n'est pas besoin de posséder des eaux sulfureuses. Et si l'efficacité des eaux d'Ax n'est basée que sur la guérison des rhumatisants, l'on peut dire qu'elles n'ont pas grande valeur.

J'ajoute qu'en général, tandis que la goutte est la

maladie des riches, le rhumatisme est celle des pauvres. Rien d'étonnant alors que les habitants d'Ax, qui vivent presque uniquement de l'industrie balnéaire, ne fassent pas de grands profits.

Les Axéens réclament depuis longtemps pour leur ville la création d'un hôpital militaire. C'est leur désir le plus ardent. Pour avoir quelque chance de l'obtenir, il faudrait avoir à l'appui des documents prouvant que, réellement, les eaux d'Ax sont efficaces dans les blessures de guerre, dans les affections consécutives et, en général, dans les maladies chirurgicales. Il faudrait avoir recueilli, depuis longues années, des milliers d'observations, au moins des centaines, les avoir discutées, en avoir tiré des conclusions, etc. Ce travail, qui incombait particulièrement à l'inspecteur de nos thermes, s'il avait eu quelque souci de l'avenir d'Ax, a-t-il été fait ? Non. Aussi voulez-vous savoir comment notre station thermale est jugée par un médecin militaire au point de vue qui nous occupe ; vous allez voir.

Le D<sup>r</sup> Eugène Rochard, médecin de la marine, en collaboration avec M. Jules Rochard, membre de l'Académie de médecine, inspecteur général du service de santé de la marine, a écrit un ouvrage intitulé : *Les Eaux minérales dans les affections chirurgicales, emploi et indications.* Voici comment il s'exprime sur le compte d'Ax, page 134 :

« Pour en finir avec le groupe des eaux sulfurées sodiques, il nous reste à parler de deux stations de *peu d'importance au point de vue chirurgical* : ce sont celles d'Ax et de Saint-Honoré.

» La première, située dans le département de l'Ariège à une altitude de 730 mètres, renferme un grand nombre de sources, dont un petit nombre sont utilisées par la thérapeutique, et dont huit seulement ont été analysées (1). Leur température varie de 70°5 à 180°. Elles renferment en moyenne 26 centigrammes de matière fixe, parmi lesquelles le sulfure de sodium occupe le premier rang. Grâce à leur température élevée, ces eaux sont employées dans le rhumatisme et dans les maladies cutanées. Alibert les recommande particulièrement dans l'eczéma et dans l'impétigo ; elles réussissent quelquefois dans le prurigo, plus rarement dans le lichen. Elles ne sont d'aucune utilité dans les affections parasitaires, dans le favus et la mentagre et sont nuisibles dans le pemphigus. Elles n'ont, en un mot, d'autres propriétés que celles qui sont connues à toutes les eaux sulfureuses faibles. » C'est tout.

Les habitants d'Ax seront sans doute peu satisfaits de ce jugement porté sur leur station thermale, mais ils ne doivent s'en prendre qu'à M. l'inspecteur. Si celui-ci avait fait ce que son devoir lui commandait de faire pour appuyer une demande de création d'un hôpital militaire, il est probable que M. Rochard aurait traité Ax d'une toute autre façon.

J'en ai assez dit pour montrer à mes concitoyens combien la station d'Ax a été mal dirigée jusqu'à pré-

(1) Ceci a été écrit en 1884.

sent dans la voie du progrès, et combien il est temps d'apporter quelques changements dans l'état actuel des choses.

Ax-les-Thermes, le 6 mars 1889.

L. F.

*P. S.* — A la prière de quelques amis, je retranche ici deux paragraphes répondant à certaines manœuvres de M. l'Inspecteur à mon égard. Je n'ajoute qu'un dernier mot. Je préviens M. Victor Auphan et les quelques personnages qui lui servent d'instrument que je n'ignore rien des secrets... que je sais ce qui se passe et le jour et la nuit aussi bien qu'eux, et que si on me pousse à bout, je parlerai plus qu'ils ne le désirent. Que ceux qui ont un cerveau pour comprendre comprennent.

# GUIDE-ANNUAIRE DES ÉTRANGERS

## AUX EAUX D'AX-LES-THERMES

## INTRODUCTION

**Ax-les-Thermes** est un chef-lieu de canton de l'arrondissement de Foix, dans le département de l'Ariège. Sa population est de 1,700 habitants. Le nombre des étrangers qui viennent le visiter et qui jusqu'en ces dernières années n'était que de 4,000 environ s'est tout à coup élevé à 10,000 depuis l'inauguration du chemin de fer.

Ax-les-Thermes est placé au point d'intersection de trois grandes vallées entre les terrains cristallo-phylliens et les terrains primaires. Les montagnes environnantes sont formées au nord de schistes archéens, et au sud de gneiss, de micaschiste et de granit. Le sol de la ville est formé d'une couche peu épaisse d'alluvions modernes au-dessous de laquelle se trouve un poudingue bleuâtre siliceux. Au milieu de la ville, on remarque une crête grani-tique (1).

(1) Pour plus de détails, voir la *Topographie médicale du canton d'Ax.*

Les montagnes qui entourent immédiatement la cité thermale sont couvertes de superbes forêts de sapins, de bois de hêtres, de vertes pelouses et de champs cultivés, laissant apercevoir çà et là des rochers nus de couleur brune, et des ruisseaux qui bondissent en brisant de mille manières leurs eaux limpides.

Le nom d'Ax, que les indigènes prononcent *Ats*, ne vient nullement, comme on l'a dit tant de fois, du latin *Aquis*, mais bien du basque *Ats, hax, ax*, qui veut dire *haleine puante* et qui fait allusion aux vapeurs s'élevant de nos sources en répandant une forte odeur d'œufs pourris. C'est le nom que donnèrent à notre pays les premiers peuples de l'âge de la pierre polie, qui parlaient un dialecte euskuarien (1).

L'origine d'Ax-les-Thermes est inconnue. Cependant le docteur Fugairon a développé dans sa *Topographie médicale du canton*, les raisons qui permettent de penser avec un grand degré de probabilité, que la fondation d'Ax doit être attribuée aux Wisigoths qui l'ont bâti sur l'emplacement d'un petit camp Romain.

L'ancien bourg d'Ax se trouvait situé sur la rive droite de la rivière d'*Auze* ou d'*Ascou*, au lieu qu'on désigne encore aujourd'hui sous le nom de *ville vieille* et qui avoisine l'église. Ce bourg vit camper sous ses murs, au ve siècle, une armée d'Ostrogoths, et s'élever en face, au viiie siècle, une forteresse arabe qui tomba vers 789 sous les coups d'une armée

(1) Voir la *Topographie médicale*, p. 138 et suiv.

commandée par l'un des fils de Charlemagne et composée de Lombards, d'Italiens et de Germains. Durant la guerre des Albigeois, la haute vallée de l'Ariège fut, pendant huit jours, dévastée par le féroce Simon de Montfort et notre petite cité fut entièrement détruite par les flammes (1230). Elle avait fourni un contingent à l'armée du redoutable comte de Foix, et plusieurs de ces bourgeois, comme Méziane et Bar, étaient hérétiques.

La ville fut reconstruite sur l'emplacement qu'elle occupe aujourd'hui et qui est compris entre les trois rivières d'Ascou, d'Orlu et de Mérens. Les maisons s'élevaient au pied d'une sorte de forteresse bâtie sur la crête granitique qu'on aperçoit au milieu de notre cité. Les habitants pouvaient se réfugier, en cas de danger, dans son enceinte. Mais durant la guerre de cent ans, les Axéens la trouvant insuffisante, la démolirent en partie et entourèrent leur ville de tours et de murailles dont on voit encore quelques débris. En même temps un fort fut construit sur les ruines du château des Maures.

A cette époque, la petite ville d'Ax était gouvernée par quatre consuls et un conseil politique. Le consulat comprenait dans sa juridiction les villages de Savignac, Perles, Castelet, Tignac, Vaychis, Ignaux, Sorgeat, Ascou, Orlu et Orgeix. Ax était également le chef-lieu d'une châtellenie qui embrassait les villages d'Orlu, d'Orgeix, d'Ascou, de Sorgeat, d'Ignaux et de Vaychis. Le château des Maures, appartenant au roi, était censé la résidence du gouverneur qui la commandait.

Bien que les habitants d'Ax et des lieux environnant aient utilisé les eaux thermales depuis les temps les plus reculés, ce n'est qu'à partir de 1780 que l'industrie balnéaire commença à se développer. Alors on construisit le premier établissement de bains. Le nombre des étrangers fut d'abord bien faible. De 1808 à 1819, il n'était encore que de 607 en moyenne ; en 1830, il s'élève à 1,100 et en 1876 à 2,868. A partir de cette époque, ce nombre a rapidement augmenté ; en 1883, il était de 4,474, nous avons vu qu'aujourd'hui ce dernier nombre a plus que doublé.

A mesure que l'industrie balnéaire s'est développée, la ville s'est agrandie. Les fortifications ont été démolies, de nouvelles maisons se sont élevées en dehors de l'ancienne enceinte, sur l'emplacement de ce qui constituait autrefois le faubourg. Les rivières mêmes ont été franchies et l'Ax nouveau, la cité thermale véritable, semble vouloir s'étendre sur la magnifique terrasse en pente douce qui forme la rive droite de la rivière d'Auze, depuis l'église jusque près de la gare.

Les plaisirs et les distractions ordinaires des stations thermales à la mode ne manquent pas à Ax, grâce à son allée du Couloubret si animée, surtout le soir, où elle est éclairée à la lumière électrique, à ses bosquets ombragés, aux nombreux cafés, à leurs concerts, aux jeux publics, aux soirées et bals donnés par les hôtels, aux réunions plus calmes dans les salons des maisons particulières. Cependant on pourrait faire plus encore et mieux. La construction d'un casino, par exemple, devient chaque année de plus en plus nécessaire, et nous espérons que, malgré de grandes difficultés, dans un avenir très prochain, nous verrons un beau monument offrir un point de réunion générale, un centre de plaisirs et de fêtes aux baigneurs.

Quant aux excursions, Ax-les-Thermes ne le cède en rien à bon nombre de stations thermales des plus en renom. L'étranger peut parcourir nos montagnes non seulement dans le but de rétablir sa santé ou de la fortifier, mais aussi pour procurer à son esprit ses plus exquises jouissances. Dans le recueillement de ces solitudes profondes, en dehors des agitations de la société humaine, il lui sera permis de contempler en face la gloire de l'invisible manifesté par le visible. Dans cette entrevue de la présence de Dieu dans la nature, l'âme s'élève dans la notion du vrai. Le bruit lointain des cascades, le paysage solitaire, les lacs qui sourient silencieusement, les forêts qui soupirent dans des sommeils anxieux, les orgueilleuses et vigilantes montagnes qui regardent tout d'en haut, sont des manifestations sensibles de la force qui veille au fond des choses.

Ceux-là sont bien à plaindre qui n'ont jamais su détourner un instant leurs regards des affaires, pour contempler ces grandes scènes de la nature. L'aspect de certains sites admirables, où la grâce et la beauté se jouent sous toutes les formes ; le mouvement de la vie dans la verdure renaissante des prairies et des bois ; le rayonnement de la lumière dans l'azur pâle entrecoupé de flocons d'or, dans les arbres aux silhouettes silencieuses, dans le miroir limpide du lac qui reflète le ciel ; les senteurs sauvages et les parfums des fleurs ; toutes les beautés, toutes les tendresses, toutes les caresses de la nature sont restées inconnues à leur être inerte. Et cependant quels grands charmes et parfois quelles consolations inattendues, cette nature terrestre ne nous offre-t-elle pas ?

Que les étrangers viennent donc visiter notre station thermale. Ils la trouveront peut-être bien modeste s'ils la comparent à d'autres plus favorisées de la fortune, ayant l'appui des grands et la vogue que donne une réclame effrénée. Mais, à coup sûr, ils ne pourront s'empêcher de reconnaître qu'il y en a peu d'aussi favorisées de la nature et par l'abondance et la variété de ses sources minérales et par la beauté des sites qui l'environnent.

Notre Guide, qui prend les étrangers au début du voyage et ne les quitte qu'à leur départ d'Ax, leur sera, je l'espère, de quelque utilité.

Dans une première partie, il leur donnera tous les renseignements désirables sur le voyage, l'installation à Ax, et les visites indispensables qu'ils doivent faire.

Dans une deuxième partie, il leur fera connaître la nature des eaux et du climat et la manière d'utiliser ces deux éléments de la médication thermale.

Dans une troisième, il les accompagnera dans nos vallées les plus remarquables, vers les pics les plus facilement accessibles et à travers les forêts, vers les lacs et les crêtes les plus sauvages.

Enfin, dans une quatrième partie, après avoir fait connaître le nom des hommes qui ont illustré notre petite cité ou lui ont rendu des services, il indiquera les principales améliorations qu'il reste à apporter à notre station thermale afin de la mettre à la hauteur du progrès de la science thérapeutique actuelle.

# PREMIÈRE PARTIE

# LA STATION D'AX-LES-THERMES

## CHAPITRE PREMIER

### LE VOYAGE

**Conseils avant le départ.** — Le premier soin d'un malade qui se rend aux eaux est de se pourvoir auprès de son médecin d'un historique détaillé de ses souffrances, des phases qu'elles ont suivies et du traitement qui leur a été appliqué. Cet écrit sera précieux pour le médecin appelé à l'honneur de vous diriger dans le traitement balnéaire, car il lui dira mieux que vous, étranger à la science, tout ce qui s'est passé loin de son observation. C'est une manière d'ailleurs de réunir, pour ainsi dire, en consultation les deux médecins et de cet échange de leurs pensées sortira un réel avantage pour vous.

#### 1° LE DÉPART

**De Toulouse.** — Les étrangers qui se dirigent vers Ax des divers points de la France, arrivent d'abord à Toulouse, point d'intersection de quatre lignes principales savoir :

1° La ligne de Paris, Orléans, Limoges et Toulouse;

2° La ligne de Bordeaux, Agen, Montauban et Toulouse ;

3º La ligne de Bayonne, Pau, Tarbes, Montréjeau et Toulouse ;

4º La ligne de Cette, Narbonne, Carcassonne et Toulouse.

De Toulouse pour Ax, il y a quatre départs par jour : deux le matin et deux le soir.

*Prix :* 1ʳᵉ classe, 15 fr. 25 ; 2ᵉ classe, 11 fr. 40 ; 3ᵉ classe, 8 fr. 40.

*Heures de départ :* matin, 6 h. 15 et 9 h. 20 ; soir, 1 h. 20 et 6 h.

La distance de Toulouse à Ax est de 124 kilomètres, et le trajet se fait en :

> 3 h. 55 par le premier train,
> 4 h. 28 par le deuxième train,
> 3 h. 28 par le troisième train,
> 4 h. 15 par le quatrième train.

Le train le plus rapide est donc celui de 1 h. 20.

**Portet-Saint-Simon.** — Tous les voyageurs de la ligne de Bayonne, n'ont pas besoin d'arriver jusqu'à Toulouse, et peuvent s'arrêter à Portet-Saint-Simon.

Le train qui part de Pau à 4 h. 50 du matin, arrive à Portet-Saint-Simon à 11 h. 24, et les voyageurs peuvent prendre le train pour Ax à 1 h. 39.

Les voyageurs qui partent de Montréjeau aux heures suivantes :

> 5 h. 25 du matin,
> 10 h. 30 du matin,
> et  1 h. 40 du soir,

arrivent à Portet-Saint-Simon,

à 8 h. 20 et peuvent partir pour Ax à 9 h. 43
à 1 h. 13     —        —         1 h. 39
à 4 h. 33     —        —         6 h. 24

Portet-Saint-Simon, à 12 kilomètres de Toulouse, est la premidre station qu'on rencontre en allant de Toulouse à Ax, et la dernière avant d'arriver à Toulouse en venant de Bayonne.

2° EN ROUTE (1)

Laissant à droite le chemin de fer de Bayonne, on se dirige au S-E. sur la ligne de Portet-Saint-Simon à Ax. On fait une halte à *Pinsaguel* (14 kilom. — 401 habitants) situé sur la rive droite de la Garonne, à 2 kilom. en amont de son confluent avec l'Ariége. On aperçoit le pont en maçonnerie, dont une partie a été détruite par l'inondation de 1875 et qu'on a remplacée par un pont métallique. La voie ferrée franchit la Garonne sur un pont parallèle au premier, composé de sept arches surbaissées de 20 mètres d'ouverture chacune.

**Pins-Justaret,** première station, doit son nom à deux villages assez éloignés l'un de l'autre et ne formant qu'une seule commune (292 hab.) Justaret, est situé dans une charmante position, sur la rive gauche de l'Ariège ; Pins se trouve à 1 kilom. à droite.

Le chemin de fer franchit sur un pont de fer, la rivière de Lèze, plus large que l'Ariège elle-même pendant les inondations. Les ingénieurs ont dû

(1) Les renseignements qui suivent sont empruntés, pour la plupart, au *Guide Joanne.*

1..

creuser un canal latéral le long de la voie pour dériver les eaux. A gauche, au sommet d'une côte qui commande la rive droite de l'Ariège, on aperçoit *Clermont* (490 habitants) et plus au nord, un monticule artificiel, qui est peut-être un *tumulus*. A droite, dans la vallée de la Lèze, se montre *Labarthe* (514 habitants).

**Venerque-le-Vernet**, 2e station. Le Vernet (602 habitants), est situé à l'est du chemin de fer, au bord de l'Ariège. Vis-à-vis du Vernet, l'Ariège reçoit la Hize, petit afffuent boueux venu des coteaux du Lauragais. A *Vénerque* (900 habitants) bâti sur la plate forme qui domine les deux rivières, ont été découverts des ossements fossiles, des haches de pierre et divers objets gallo-romains. La petite église romane de Vénerque est le dernier vestige de l'abbaye de Saint-Pierre, qui existait déjà au ixe siècle. Elle conserve un trés beau reliquaire en bronze, renfermant les restes de saint Phébade, premier évêque d'Agen.

A droite *Lagardelle* (733 habitants), possède un château bizarre du xive siècle et un château moderne avec tours crénelées.

**Miremont**, 3e station (1,265 habitants), est situé à l'ouest du chemin de fer sur le flanc de la colline (foires importantes). — Au sud-ouest à 3 kilomètres, dans un petit vallon, se trouve *La Grâce-Dieu* (455 habitants), qui fut le siège d'une abbaye de Prémontrés, dont l'église renferme encore une belle statue d'un chevalier de Miremont.

**Auterive**, 4e station, chef-lieu de canton (2,944 habitants), bâtie sur une haute berge qui domine la rive droite de l'Ariège. Le *faubourg de la Madeleine* occupe la rive gauche. Auterive possède plusieurs moulins. M. l'abbé Carrière a découvert, aux environs de la ville, un cimetière de l'époque gallo-romaine. L'énorme quantité de débris humains et d'amphores sépulcrales trouvés dans cette nécropole, démontre qu'elle a dû servir à un centre de population considérable.

Le chemin de fer, qui se rapproche de l'Ariège, laisse à gauche le château de *Secourieu*, puis traverse la vallée ombreuse et le ruisseau de *Calers*, sur les bords duquel s'élevait autrefois l'abbaye cistercienne du même nom, détruite en 1548 par les protestants.

**Cintegabelle,** 5e station, chef-lieu de canton (3,501 habitants), sur la rive droite de l'Ariège. Son église, dont la flèche élancée (xvie siècle), attire les regards, a été remaniée à diverses époques. La porte est du style roman ; mais l'intérieur, composé d'une seule nef, est entièrement ogival. On y remarque quelques tableaux de Despax, et un orgue décoré de boiseries dorées dans le goût du xiiie siècle. Les tableaux, l'orgue et l'autel proviennent de l'abbaye de Boulbonne. Au sud-ouest, on aperçoit un calvaire d'où l'on jouit d'une très belle vue.

Au delà de Cintegabelle, le chemin de fer sort de la Haute-Garonne pour entrer dans l'Ariège. A droite, se montre *Labatut* (164 habitants) et *Canté* (404 habitants), entre lesquels s'élève une colline couverte de chênes, où la tradition populaire place le berceau de Jacques Fournier, qui devint le pape Benoît XII (1334-1342). L'Eglise de Canté possède un singulier bénitier, creusé dans une statue en marbre blanc.

**Saverdun,** 6ᵉ station, est un chef-lieu de canton de 4,008 habitants, bâti au pied d'un monticule élevé sur lequel, à l'époque celtique, devait se trouver une forteresse. De là son nom de *Savar*, élevé, haut, et *Dun*, monticule et aussi château-fort. Au moyen-âge, grâce à sa position stratégique à l'entrée de la grande plaine qui descend au nord de Toulouse, Saverdun devint l'une des villes maîtresses du comté de Foix. Pendant la guerre des Albigeois, elle soutint un long siège contre Simon de Montfort, qui fut obligé de se retirer. Au xviᵉ siécle, Saverdun devint une capitale protestante du pays. En 1575, les réformés y tinrent une assemblée d'États et se donnèrent pour gouverneur général le fameux capitaine d'Audou. En 1633, Richelieu ordonna la destruction des remparts et du château-fort de Saverdun.

L'hôpital a été fondé en 1289 et dans le faubourg de la rive droite s'élève un *Orphelinat protestant*, où 150 enfants sont occupés aux travaux agricoles. — Minoterie et usines à fer.

**Le Vernet-d'Ariège,** 7ᵉ station (514 habitants), est situé à l'est, sur la rive droite de l'Ariège. Placé au milieu de la campagne, ce village est entouré d'ombrages et ses fruits jouissent d'une grande réputation sur les marchés de Toulouse.

Non loin du chemin de fer, à l'est, se trouve la *Ferme-Ecole de Royat*, dans laquelle les apprentis reçoivent un enseignement agricole, en même temps qu'une rémunération de leur travail. Les pépinières de la Ferme-Ecole sont importantes.

A droite, les collines boisées de l'Ariège, hautes de 250 mètres au-dessus du lit de la rivière, s'élèvent en promontoires. Dans les vallons, on aperçoit quelques maisons de *Bonnac* (904 habitants), et de *Bézac* (255 habitants). Au-dessus de Bonnac s'élèvent quelques pans de mur et la tour d'un ancien château.

**Pamiers,** 8e station, chef-lieu d'arrondissement et ville principale du département de l'Ariège, a une population de 8,967 habitants.

Pamiers ne fut d'abord qu'un château bâti un peu avant l'année 1111, par Roger II, comte de Foix, sur des terres appartenant à l'abbaye de Saint-Antonin de Frédélas. Selon la tradition, le constructeur lui aurait donné le nom d'*Apamia* ou *Apamée*, en souvenir de la ville syrienne du même nom, d'où il avait rapporté quelques reliques. Peu à peu, des habitations se groupèrent autour du château et rejoignirent la bourgade de *Frédélas*, qui occupait le plateau du Mercadal, ainsi que deux villages voisins. Ainsi fut formée la ville de Pamiers, dont les abbés de Saint-Antonin et plus tard (1296), les évêques furent les coseigneurs avec les comtes de Foix, par suite d'un *paréage* qui donna lieu à de nombreuses disputes entre les deux seigneurs. C'est à la faveur de ces discussions que se développèrent rapidement les libertés et franchises communales des habitants. Nulle part, peut-être, dans tout le pays de Foix, les pouvoirs rivaux ne luttèrent avec plus d'énergie et de persistance. Les religieux de Saint-Antonin, les comtes de Foix, les rois de France, les évêques de Pamiers, les six consuls qui représentaient la commune et sauvegardaient de leur mieux l'antique héritage de la liberté, luttaient pour la suprématie, et chaque conflit coûtait du sang. En 1486, Jean de Foix, vicomte de Narbonne, qui disputait le pays à Catherine, reine de Navarre, saccagea la ville et l'on vit, dit la chronique, « ruisseler le pavé du sang des meurtris qui grossissait comme rivière, d'une grande et indicible source. » Pendant les guerres de religion, Pamiers, devenu protestant, fut pris et repris plusieurs fois. En 1628, il fut enlevé d'assaut et impitoyablement traité par le prince de Condé.

La cathédrale, dédiée à saint Antonin, au sud de la ville, est l'ancienne église de Notre-Dame de Mercadal, où fut transférée la chaire épiscopale après la destruction du Mas-Saint-Antonin, en 1586. Elle est surmontée d'un clocher gothique, de forme octogonale et à ouverture triangulaire, reposant sur un massif carré à crénaux et à machicoulis. Sous le porche, est un portail roman, très mutilé. Le reste de l'église, du xvii° siècle, présente un mélange assez bizarre de l'art gréco-romain et de l'art gothique. A côté de la cathédrale, formant tout un quartier distinct de la ville, se groupent l'évêché, le grand séminaire, l'hospice, le tribunal, la prison, le collège, l'asile communal, le couvent des Carmélites.

Au milieu de la ville, l'église de Notre-Dame-du-Camp, rebâtie de nos jours, n'a de remarquable que son énorme façade cubique, à crénaux et à machicoulis (xiv° siècle), encastrée entre deux tours également crénelées. La porte romane a été maladroitement refaite. Plus au nord, l'église Sainte-

Marie est un édifice vulgaire, dominée par une pittoresque tour du xɪvᵉ siècle en ruine.

Il ne reste plus aucun vestige de l'ancien château, dont l'emplacement dominant la cathédrale et l'hospice a conservé le nom de *Castella* et a été transformé en promenade.

Pamiers possède de belles casernes, des usines métallurgiques et deux grandes minoteries.

Au sud de Pamiers, le chemin de fer se rapproche de l'Ariège et laisse à droite *Saint-Jean-du-Falga* (470 habitants).

On fait une halte à *Vergniolle* (1,243 habitants). A droite, villa de *Longpré,* construite par un évêque de Pamiers. Sur la rive gauche de l'Ariège, *Bénagues* (266 habitants), avec un château construit vers la fin du xvɪɪᵉ siècle ; et plus au sud, forge et château moderne de *Guillot,* entourés de beaux jardins. La plaine se rétrécissant de plus en plus, on entre dans la vallée de montagne.

**Varilhes,** 9ᵉ station, chef-lieu de canton (1,637 habitants). Cette ville était connue, au vᵉ siècle, sous le nom de *Villa Saxosa.* En 1211, Simon de Montfort s'en empara. Le comte de Foix ayant repris la ville, Guy de Montfort, frère de Simon, s'y présenta en 1228 pour en faire le siège ; mais il fut tué d'un coup de flèche à la tête. En 1621, les protestants, au nombre de près de 3,000 hommes, assiégèrent Varilhes ; mais attaqués par l'armée du duc d'Angoulême, ils furent obligés de lever leur camp et perdirent 500 ou 600 hommes dans le combat. En 1628, 24 protestants, condamnés comme rebelles, furent pendus aux branches des grands noyers de Varilhes.

Varilhes est entouré de vignes. Sur la rive gauche de l'Ariège se trouve *Vals* (église, but de pèlerinage). En le quittant, on aperçoit, à gauche, dans le vallon boisé du Meridic, *Dalou* (549 habitants). De l'autre côté de l'Ariège est *Crampagna* (651 habitants), dominé par son château en partie moderne. La tour date du XIIᵉ siècle. Une importante minoterie s'élève au bord de la rivière. A quelque distance du village, sur le revers d'un côteau boisé de la rive gauche, s'ouvre la grotte assez vaste de la *Sarrasine*, d'où sortent les eaux d'une fontaine pétrifiante.

Le chemin de fer traverse l'Ariège sur le pont de *Garrigou*, qui a trois arches de 15 mètres, et en remonte la vallée en longeant la rive gauche.

Halte à *Saint-Jean-de-Verges* (596 habitants). C'est là que Roger (Bernard), comte de Foix, vint, en 1229, faire acte de soumission au roi de France. Dans les environs se trouvent des carrières de lignite. Sur la rive gauche, l'église *Saint-Agouly*, qui a été bâtie, dit-on, sur l'emplacement d'un temple païen dédié à Janus.

On s'engage dans le petit défilé du *Pas de la Barre*, et l'on pénètre ainsi dans l'antique pays de *Sos*, ou territoire des *Sotiates*, qui, au moyen-âge, porta le nom de *Sabartes* ou *Savartes* (Sos, qu'on écrit encore Sau et Sav, d'où Savartes et qui signifie le *haut pays* en celtique.)

Le hameau de la Barre possède plusieurs tuileries. Non loin de là, dans le petit vallon où s'élève le château de Tournac, jaillit une source sulfurée sodique froide.

Le chemin passe au pied d'une terrasse boisée qui

porte le château et le village de *Vernajoul* (474 habitants), puis décrit, à côté d'une *forge*, une courbe de 387 mètres de rayon, et franchit l'Ariège sur un beau pont d'une travée de 40 mètres d'ouverture. On arrive ainsi dans la gare de Foix, à la base de la montagne du *Pech*, dans le faubourg du Petit-Paris.

**Foix**, 10e station, chef-lieu du département de l'Ariège (6,362 habitants), est situé à 406 mètres d'altitude, dans un petit bassin triangulaire formé par le confluent de l'Ariège et de l'Arget et dominé par les tours pittoresques de son château.

Le nom de *Foix*, en patois *fouix*, qui se prononce *fouich*, est un mot créé pendant l'époque romaine. Il dérive du celtique *fos*, qui veut dire camp en irlandais, et retranchement, tranchée militaire en bas-breton. De là, dans les anciens monuments, les deux mots : *Fox*, avenue, entrée, passage étroit, et *foicia* comme *fortia*, fort, forteresse.

Au ve siècle, on dédia en ce lieu une basilique à saint Nazaire. A la fin du xie siècle, un bourg s'était élevé près de la basilique, devint la résidence de Bernard, l'un des fils de Roger de Carcassonne, et le pays fut érigé en comté.

Le second successeur de Bernard, Roger II, qui remplaça, en 1111, son père Roger Ier, dut contribuer au développement de la ville de Foix, où son mariage avec une belle provençale attira, dit-on, un concours prodigieux. On y venait de tous côtés pour saluer « ce trésor de vertu et de beauté. » Mais son second mariage avec une de ses sujettes, Eximène, fut moins favorable à la ville. Les habitants trouvèrent que le comte avait flétri l'honneur de sa maison ; ils se révoltèrent, et le château de Foix faillit être surpris.

Sous Bernard le Gros ou Roger III, en 1144, Foix reçut des développements assez considérables. Son fils, le célèbre Raymond, fut l'adversaire de Simon de Montfort.

Pendant la guerre des Albigeois, le comté de Foix ne fut pas épargné. Simon parut sur son territoire et attaqua le château ; mais les habitants, armés de pierres seulement, mirent les Français en fuite, après leur avoir tué beaucoup de monde. Simon eut beau jurer qu'il ferait « fondre comme graisse le rocher de Foix et griller le maître, » il s'abstint de revenir.

Après la mort de Raymond, sous Roger (Bernard), dit le Grand, le comte de Toulouse affranchit son vassal de l'hommage qui lui était dû pour l'engager à se détacher du parti des Albigeois. Il est vrai que cette suzeraineté fut remplacée par une autre d'un caractère plus sérieux. En 1229, Roger (Bernard) plaça sous la main du roi de France ses terres et ses châteaux.

Des évènements d'un haut intérêt pour Foix et tout le pays s'accomplirent quelques temps après : Roger Bernard III s'unit à la maison de Béarn. A peu près à la même époque, en 1272, des différends s'élevèrent entre Roger et Philippe-le-Hardi son suzerain. Philippe se jeta brusquement sur le comté de Foix et assiégea la ville. Le roi, dont tous les efforts étaient impuissants, malgré la nombreuse armée qu'il commandait, résolut d'abattre l'énorme rocher sur lequel est assis fièrement le château. Une pareille entreprise était assez difficile à une époque où la poudre n'était pas encore inventée. Les travaux commencèrent cependant et furent poursuivis avec tant de vigueur, que bientôt d'énormes quartiers de pierre se détachèrent de la masse, le rocher allait crouler. Il fallait se résigner à périr ou à se soumettre : le comte prit ce dernier parti.

L'histoire ne dit rien de Foix sous les gouvernements qui suivent. L'adjonction au Béarn ôta à cette ville une grande partie de son importance ; presque tous les comtes séjournaient à Mazères ou à Orthez.

Les guerres religieuses qui ensanglantèrent le Midi désolèrent aussi le pays de Foix et principalement la ville.

L'avènement d'Henri IV au trône amena la réunion du comté à la couronne et la ville de Foix devint le siège de l'un des principaux gouvernements militaires.

Le rocher de Foix se dresse au Nord-Ouest de la ville à 58 mètres de hauteur. Le vieux château qui le couronnait jadis, et dont il ne restait que trois tours inégales rattachées l'une à l'autre par des constructions modernes, est en train d'être restauré d'après les plans de Violet-le-Duc. La tour du Nord, basse et carrée, est la plus ancienne (xiie siècle) dans sa partie inférieure ; c'était le donjon primitif. On y montre encore les oubliettes. L'autre tour carrée, plus haute, avec des crénaux et une tourelle saillante, a une physionomie toute féodale. La tour ronde, située à l'extrémité du rocher, est la moins ancienne, mais la plus belle. Elle fut construite ou réparée en 1361 par Gaston Phœbus, et s'élève à la hauteur de 42 mètres. L'intérieur renferme trois belles salles voûtées. Sur d'autres points moins escarpés, diverses enceintes sont indiquées par des restes de murs. Du haut de la tour ronde, la vue est magnifique. Le château, qui a longtemps renfermé des détenus, est sans destination depuis 1875.

Le *Château des Gouverneurs* était situé à la base septentrionale du rocher. Il est transformé en Palais de Justice et n'a aucun caractère.

L'église de Saint-Volusien, reconstruite par le comte Roger II et réparée de nos jours (belles boiseries modernes), est située sur l'emplacement de l'église de Saint-Nazaire. Elle n'a qu'une nef ; le chœur, de style ogival Toulousain, est entouré de jolies chapelles dont l'une renferme un Saint-Sépulcre. L'une des portes, romane, est ornée de colonnettes à chapiteaux historiés. L'abbaye s'élevait au confluent de l'Ariège et de l'Arget. En l'an XII, elle fut détruite en partie par un incendie, depuis, elle a été réparée tant bien que mal pour devenir un hôtel de préfecture. Au second étage est la vaste salle de la bibliothèque où les amateurs remarquent, outre une collection de médailles trouvées dans le pays, huit gros volumes in-folio qui appartenaient jadis à la cathédrale de Mirepoix. Ces volumes sont ornés de miniatures, de vignettes et d'arabesques du goût le plus exquis.

Le pont de pierre qui traverse l'Ariège, commencé en 1188 par le comte Roger (Bernard) qui donna « la moitié du péage au glorieux martyr Monsieur Saint-Volusien, » ne fut « heureusement parachevé » que plus de cent cinquante ans après, en l'année 1346.

Il a été refait en 1832 et modifié en 1873, pour laisser passer sous l'une de ses arches le chemin de fer. Un beau pont viaduc de cinq arches a été jeté sur l'Arget.

Foix possède une belle promenade, connue sous le nom de Villote, au milieu de laquelle on voit la statue de Lakanal.

Aux portes de Foix jaillit une source minérale, à la fois sulfureuse et ferrugineuse, analogue aux eaux de Moudang.

Au sud de la ville, sur un terrain bien cultivé, s'élèvent le Lycée récemment construit, la caserne, les prisons et sur la hauteur l'école normale de *Montgauzy*.

Le chemin de fer longe la rivière sur sa rive droite et par une rampe maxima de 25 millim. continue de remonter l'Ariège, franchissant bientôt le *Sios*, et laissant à gauche *Montgaillard* (928 habitants) avec son château en ruine, à droite *Prayols* (425 habitants.)

**Saint-Paul-Saint-Antoine**, 11e station au-delà de laquelle on aperçoit l'aciérie de Saint-Antoine, et sur la gauche le hameau de *Saint-Paulet* ; plus loin, à 2 kilomètres 1/2 de la station, se trouve *Saint-Paul-de-Jarrat* (1,332 habitants), fabrique de plâtre et scierie mécanique. A *Montoulieu* (836 habitants), situé sur les hauteurs de la rive gauche, est exploitée de la terre à porcelaine assez estimée. Entre la voie ferrée et l'Ariège se voit le hameau de *Garrabet*.

**Mercus**, 12e station (916 habitants), est construit près d'un emplacement où s'élevait, sous les Romains, un temple à Mercure. En face, sur la rive gauche, se voit *Amplaing* (267 habitants) totalement reconstruit après un incendie en 1858. On commence à remarquer sur la droite, de l'autre côté de la vallée, la singulière montagne de *Soudours,* qui, vue de ce côté, semble un grand cône tronqué par le sommet. On longe à gauche Bompas (250 habitants), nommé jadis *Malpas* à cause des brigands qui infestaient la contrée à l'embouchure du torrent d'*Arnave*. Ce torrent arrose la commune de même nom (383 habitants) et celle de *Cazenave* (370 habitants). Vis-à-vis de Bompas, *Arignac* (780 habitants) possède d'importantes carrières de plâtre.

On laisse, à droite, le pont suspendu d'Arignac et l'on aperçoit du même côté le confluent de la *Courbière* et de l'*Ariège.*

**Tarascon,** 13e station, chef-lieu de canton (1,607 habitants), à 480$^m$ immédiatement en aval du confluent du Vic-de-Sos et de l'Ariège, est coupé en deux quartiers distincts par les eaux réunies de ces deux rivières.

Le vieux Tarascon est bâti aux pieds des rochers du *Castella* et du *Maselbieil* où l'on aperçoit une tour ronde portant l'horloge et quelques débris de murailles, restes de l'ancien château démoli par ordre de Louis XIII. C'est du haut du rocher du Castella que, pendant les guerres de religion du xvie siècle, furent précipités 66 huguenots, en représailles du même sort qu'avait subi, peu de temps auparavant, Baron, recteur d'Ornalac. A l'extrémité du Maselbieil, s'étend une belle terrasse convertie en promenade.

Au nouveau Tarascon ou faubourg, construit sur

la rive gauche, s'élèvent des usines métallurgiques. Non loin de la gare, jaillit la source ferrugineuse froide de *Sainte-Quitterie*.

Les foires de Tarascon sont très fréquentées par les Espagnols. Il s'y vend beaucoup de bestiaux, de laines, de fer et de fromages.

En quittant la gare, on aperçoit à droite le hameau de *Quié*, autrefois *Kier* ou *Ker* (camp retranché celtique), et où au moyen-âge s'élevait un château-fort. A 1 kilomètre, on rencontre *Sabart*, hameau bâti sur l'emplacement d'une abbaye militaire qu'avait fondée Charlemagne, pour défendre la frontière contre les incursions des Sarrasins. Là se trouvait autrefois le siège de la viguerie de Sabartès qui s'étendait depuis le pas de la Barre jusqu'au col de Puy-Maurens.

*Notre-Dame-de-Sabart*, célèbre autrefois par ses miracles, est un lieu de pèlerinage.

La montagne de Sabart renferme des grottes nombreuses et remarquables, dont l'une, celle du *Pounchet*, est une des plus grandioses et des plus vastes des Pyrénées. Illuminée au moyen de feux de Bengale, elle offre un aspect vraiment féérique. M. F. Garrigou y a découvert un gisement de l'âge de la pierre polie.

Laissant à droite l'étroite gorge de Vic-de-Sos, on entre dans la vallée supérieure de l'Ariège, dont on remonte la rive gauche, entre des montagnes arides et jaunâtres et on arrive à Ussat.

**Ussat**, 14e station, établissements de bains et hôtels nombreux. Le village (222 habitants), qui a donné son nom au hameau des bains, est situé dans un petit vallon rocheux qui domine la rive droite de l'Ariège.

Les eaux d'Ussat sont connues depuis longtemps. Au xve siècle, le fils d'un seigneur voisin s'étant guéri d'une blessure grave dans une mare que les paysans lui avaient recommandé, son père, reconnaissant, fit construire au-dessus de cette mare des espèces de caveaux où les malades allaient se baigner. Plus tard, les bains devinrent la propriété de l'hospice de Pamiers, à la charge d'y entretenir des malades pauvres.

L'établissement thermal, construit à la base même du rocher à 500 mètres d'altitude et presque au niveau de l'Ariège, est un édifice moderne de 103 mètres de façade. Il se compose d'un corps de logis renfermant 44 baignoires, précédé d'un péristyle d'ordre dorique, et flanqué de deux pavillons, dont l'un est réservé aux douches et l'autre aux piscines.

En face de l'établissement se trouve un édifice appelé *chauffoir*, contenant les bureaux de l'administration des bains et le cabinet de l'inspecteur des eaux.

Un beau parc entoure l'établissement et les hôtels.

L'hospice de Pamiers a fait élever un nouvel établissement dit de Saint-Vincent, qui contient une piscine et 15 baignoires. Un autre nouvel établissement, celui de Sainte-Germaine, construit par un simple particulier à 500 mètres en aval du pont et sur la rive gauche, renferme des cabinets de douches, une piscine et 20 baignoires.

Les eaux d'Ussat sont classées par M. Durand-Fardel dans la *famille des indéterminées*, elles sont thermales (20° à 36°), légèrement sulfatées calciques et onctueuses (et non carbonatées calciques comme on l'a dit par suite d'une erreur). Elles agissent sur le système nerveux et sont employées aussi dans la métrite à la première période.

Immédiatement au-dessus de l'établissement, la paroi de la roche est percée de grottes. Au-dessus de la rive gauche se trouve celle de *Lombrive* (de Lomber ou Loumber, lucarne, soupirail, en celtique), qui a été l'objet des recherches paléo-archéologiques de la part de MM. Filhol et Garrigou.

Au-delà d'Ussat, on aperçoit sur la rive droite, le village d'*Ornolac* (414 habitants), où est enterrée Mme Lafargue, celèbre dans les annales criminelles.

Plus loin, sur la rive gauche, on voit *Bouan* (175 habitants), à l'entrée d'un vallon cultivé. Aux environs, dans les rochers, on aperçoit des restes de murailles crénelées qui sont connues sous le nom de *las gleïzos* (les églises).

On passe sur les territoires de *Sinsat* (161 habitants), et d'*Aulos* (92 habitants), et sur la droite, sur une éminence boisée, le château de *Gudanes*, bâti vers 1750 par un opulent maître de forges, frappe le regard.

**Les Cabanes,** 15e station, chef-lieu de canton (444 habitants), consiste en une seule rue. Sur la rive gauche, au débouché d'une vallée se voit *Verdun* (453 habitants), qui fut presque entièrement détruit par l'inondation du 23 juin 1875 ; 72 personnes disparurent. Tous les cadavres ne purent être retrouvés. Le maréchal Mac-Mahon, alors Président de la République, vint se rendre compte du désastre.

Le chemin de fer traverse *Albiès* (401 habitants), passe près de *Vèbres* (352 habitants), et d'*Urs* (157 habitants), où l'on aperçoit une jolie résidence avec des tours et sur un pont métallique gagne la rive gauche.

A droite, sur un rocher escarpé, s'élèvent les ruines du château de *Lordat* (173 habitants), qui existait déjà au x⁰ siècle. Roger II, comte de Foix, en fit don à l'abbaye de Cluny ; en 1704, Jacques d'Aragon y mit garnison. Sur le flanc de la montagne se voient *Vernaux* (119 habitants) et *Garanou* (234 habitants), avec un ancien château, et sur la rive gauche, perché sur un rocher, *Lassur* (151 habitants).

**Luzenac-Garanou**, 16ᵉ station. — Luzenac, situé à une assez grande distance en amont de la gare, est un joli village de 358 habitants, avec moulin de talc, scierie importante et foulon.

A la sortie du village et sur la rive droite, s'élève sur une colline d'ardoises *Unac* autrefois *Dunac* (293 habitants), du mot celtique *dun* qui veut dire monticule. Unac fut, sous les successeurs de Charlemagne, le siège d'une abbaye militaire comme celle de Sabart, et son église romane datant du xiᵉ siècle, flanquée d'une tour carrée plus ancienne encore, est un monument de l'État. L'abbé Authier a écrit une étude très intéressante sur l'ancien prieuré d'Unac.

Le chemin de fer, creusé dans le flanc de rochers taillés à pic, suit la rive gauche de la rivière et pénètre un peu avant le pont de Perles dans le canton d'Ax. Le village de *Perles,* sur les hauteurs de la rive droite (353 habitants), est remarquable par son excellente situation qui permet, outre la culture des fruits ordinaires du pays, celle du mûrier et du figuier. Au-dessus de *Perles*, on aperçoit *Tignac*,

La voie ferrée traverse l'Ariège sur un beau pont de pierre, dont l'arche a 42 mètres d'ouverture sur 20 mètres de hauteur et gagne la rive droite qu'elle ne quitte plus jusqu'à Ax.

Vis-à-vis du hameau du Castelet (commune de Perles), on fait une halte, puis l'on pénètre dans la belle plaine de *Savignac* (404 habitants). On passe derrière le village de ce nom, où l'on aperçoit un château du xv⁰ siècle, avec machicoulis et tourelles, et un petit tunnel, dont la partie supérieure sert de lit au ruisseau d'Eychenac, vous annonce que vous allez entrer dans la gare d'Ax.

### 3° L'ARRIVÉE

**Heures de l'arrivée.** — Les heures de l'arrivée sont les suivantes :

Matin : 10 h. 40. — Soir : 1 h. 48 ; 4 h. 48 ; 10 h. 15.

**Bulletin de bagages.** — En descendant à la gare, le voyageur peut, sans crainte, confier son bulletin de bagage aux conducteurs des omnibus ou aux commissionnaires qui se trouvent à l'arrivée des trains et qui les transportent, sans aucun retard, sur l'omnibus désigné ou sur leur petit chariot.

**Omnibus et Commissionnaires.** — Les omnibus qu'on trouve à la gare, à toutes les arrivées des trains, sont ceux :

De l'hôtel Sicre ;

De l'hôtel Boyé ;

Du restaurant de Bordeaux (Ferrand), et du restaurant Trapé.

En outre, deux autres omnibus font le service de la ville, c'est-à-dire portent les personnes qui descendent dans les maisons particulières.

Le prix des omnibus est de :

40 centimes par personne et de 30 centimes par colis.

Les étrangers qui désirent aller en ville à pied font porter leurs bagages sur les charriots des commissionnaires à qui ils doivent une rémunération qui ne peut pas être inférieure à 50 centimes.

Aux termes de l'art. 3 du règlement concernant la police des gares, du 13 septembre 1878 :

« La mendicité et toute sollicitation importune, pour l'indication d'hôtels, pour le transport de bagages, pour offres de service, etc., sont interdites dans les cours des gares et stations, et en général dans toutes les dépendances de chemin de fer.

» Ceux qui troubleront l'ordre par des cris, des injures, des rixes, ou par des attroupements gênant la circulation, seront poursuivis conformément aux lois. »

# CHAPITRE II

## L'INSTALLATION

La station d'Ax offre aux baigneurs toutes les facilités possibles pour s'installer conformément à leurs goûts, à leurs conditions, à leurs moyens. Sauf un très petit nombre, toutes les maisons d'Ax reçoivent des hôtes pendant la saison des bains ; on peut donc frapper à toutes les portes. Cependant, afin d'échapper à des sollicitations, parfois importunes, les étrangers qui viennent à Ax, pour la première fois, feront bien de descendre d'abord dans un hôtel et d'attendre au lendemain pour chercher une installation à leur convenance.

### 1° LE LOGEMENT

**Hôtels.** — Ax possède deux hôtels de premier ordre qui peuvent rivaliser, sous tous les rapports, avec les principaux hôtels du Midi de la France ; ce sont :

L'*Hôtel Sicre* ou *hôtel d'Espagne*, situé sur la route d'Espagne. C'est le plus confortablement installé (voir aux annonces).

Et l'*Hôtel Boyé* ou de *France*, sur le quai du Cousillou.

Viennent ensuite :

L'*Hôtel Clanet*, sur la route d'Espagne. Nouvellement réparé (voir aux annonces.)

2.

L'*Hôtel de Bordeaux*, ou Ferrand, rue G.-Astrié, au centre de la ville (voir aux annonces).

**Maisons meublées.** — Outre les hôtels, il existe à Ax de grandes maisons meublées, dont quelques-unes offrent aux baigneurs de somptueux appartements, des salons de conversation et de jeux, des soirées musicales et dansantes, et toujours une société élégante et choisie. Telles sont :

La *maison Tresserre*, en face des allées du Couloubret (voir aux annonces).

La *maison Garsal* (nouveau restaurant), avec jardin, au Cousillou, presque à l'entrée de la ville. (Voir aux annonces.)

L'ancienne *succursale de l'hôtel Prat*, avec jardin, en face des allées du Couloubret.

La *maison Fonds-Lamothe*, avec jardin, sur le quai.

La *maison Louis Bélesta*, sur le quai.

Citons encore :

La *maison Marcailhou*, au bout du pont du Cousillou.

La *maison Paul Graulle*, sur l'avenue de la Ville-Vieille, en face de l'église.

**Maisons particulières.** — Les logements sont en général modestes, mais toujours très bien tenus.

La classe nombreuse des artisans n'a pas de peine à se procurer, à de très bonnes conditions, de commodes appartements indépendants, ou bien des chambre communes, contenant plusieurs lits. Voici, par quartiers, la liste des maisons à la disposition des étrangers.

*Près de la gare :*

Dedieu, hôtel de la Gare.

*Au Cousillou*, à l'entrée de la ville :

M^lle Astrié ; Caujolle, épicier ; Estèbe (Jérôme), limonadier ; veuve Rougé (moulin).

*Sur le quai :*

Carrière (Prosper).

*Sur la place du Breilh :*

Florence-Lamy ; Garaud, coiffeur ; Marty-Fanté, coiffeur ; Sicre (Jean-Baptiste), limonadier ; veuve Sicre (docteur).

*Au Coustou :*

Bonafous (Paul) ; Couzy ; Estèbe, huissier ; Florence (Achille) ; Francal (François), restaurateur ; veuve P. Monde ; Monde (Catherine) ; veuve Naudy ; Olive, coiffeur ; veuve Perpère ; Pudébat (Hégésippe) ; Souquet aîné ; Souquet (Toussaint).

*Au Cornill :*

Veuve Rougé.

*Route d'Espagne :*

Astrié-Baron ; veuve Falot ; Garaud (Joseph) ; Marty-Mitchou ; M^lle Morel ; Naudy (François) ; marquis d'Orgeix ; Portet, épicier.

*Avenue de la Ville-Vieille :*

Veuve Florence (restaurant du Parc) ; Trapé, restaurateur.

*Sur la place Roussel ou du Marché :*

Aliot, baigneur ; Bompart, tailleur ; veuve Boyé ; Francal (Pierre) ; Paillole (Amédée) ; Rivière, boulanger ; Séguéla, limonadier ; Séguéla, cordonnier ; Sicre, coiffeur.

*Rue d'En-Karalpou :*

Aliot (Etienne) ; Astrié (Eugène), menuisier ; Bordeaux, entrepreneur ; Couzy (Joseph), baigneur ;

Naudy, négociant; Rouzaud (Jérôme); veuve Séguéla-Jambe.

*Rue de l'Horloge* :

M<sup>lle</sup> Bélesta ; M<sup>lle</sup> Graule ; Marty (Eloïse), boulangère ; Rodes (Nicolas), serrurier.

*Rue Rigal* :

Aliot, boucher ; Authié, quincailler ; Carreau, négociant ; Olive (Léon) , menuisier.

*Rue des Tisserands* (Mansard) :

Veuve Arnaud ; Astrié, boulanger ; veuve Florence ; veuve Gomma ; Marty (Lucien); l'abbé Rivière ; Rivière (Paulin) ; Vézia, menuisier. Plusieurs de ces maisons ont vue sur le quai ou sur le Couloubret.

*Rue G.-Astrié* :

Champeu, boulanger ; Perpère (hôtel du Commerce) ; Rivière (Lucien) ; Rouzaud, menuisier.

*Rue Marcailhou* :

M<sup>lle</sup> Ferriol (voir aux annonces); docteur Pujol; Ribaute, professeur ; Rougé (Noël), serrurier.

*Rue Pilhes* :

Veuve Labat ; Rouzaud (Jean).

Près du presbytère : veuve Miquel.

Au portail du Teich : Marty (Jean), aubergiste.

**Chalets et Villas.** — Ax ne compte que deux chalets à louer : le chalet de *Fonds-Lamothe,* au pont du Cousillou, et le chalet du *commandant Marty*, près du Teich.

Quant aux villas, il n'en existe pas encore. Elles sont indispensables dans une station thermale. Espérons que les Axéens, mieux pénétrés de leurs intérêts à l'avenir, perdront la manie de construire sur le bord des routes et élèveront, au milieu de jardins, de jolies petites maisons dans le style à la mode (1).

OBSERVATION. — Les propriétaires des maisons ne donnant qu'une modique rétribution aux domestiques, le service est payé d'habitude en sus du prix du logement.

### 2° L'ALIMENTATION

**Table d'hôte,** *service à la carte,* etc. — Des tables d'hôtes servies avec tout le confortable possible réunissent, à 10 heures et demie et à 6 heures, la plupart des baigneurs, soit dans les principaux hôtels, soit dans les restaurants. Les mêmes établissements servent également à la carte ou à prix fixe, dans des salons particuliers, les personnes qui désirent manger à part. Enfin, on peut encore se faire apporter à manger chez soi.

Voici la liste des hôtels et restaurants :

       Sicre ou d'Espagne (route d'Espagne) ;

       Boyé ou de France (Cousillou) ;

       Garsal (quai du Cousillou) (v. aux annon.);

       Clanet (route d'Espagne), renommé pour bonne cuisine (voir aux annonces) ;

       Ferrand ou de Bordeaux (rue G.-Astrié) (voir aux annonces) ;

       Francal (Fr.) ou du Midi (Coustou) ;

       Florence ou du Parc (Ville-Vieille) (voir aux annonces);

       Sicre (au Breilh) ;

**Pensions bourgeoises.** — Trapé (rue Rigal);

       Pudébat (au Coustou);

(1) Pour plus de détails, voir la *Topographie médicale du canton d'Ax.*

Dedieu (près de la gare) ;
Marty (Jean), (porte du Teich) ;
Perpère (rue G.-Astrié).

**Ménage.** — Les étrangers auxquels ne peut convenir la table d'hôte ou le régime du restaurant ont la faculté, dans toutes les maisons particulières, de faire leur ménage. Ces maisons, en effet, fournissent aux baigneurs les ustensiles nécessaires, ainsi que le charbon et le bois.

**Marché et Marchands.** — Le marché de notre station (place Roussel) est suffisamment approvisionné de tout ce que comporte la saison. Les maraîchers de Pamiers et de Foix y viennent vendre leurs produits. On y apporte du Roussillon de bons raisins, des figues sucrées, et les villages du canton des Cabanes rivalisent de zèle pour lui fournir toutes sortes de fruits. On trouve au marché, chaque matin, outre le jardinage frais et les fruits, des champignons, du lait, des œufs et de la volaille.

**Boucheries.** — Aliot, rue Rigal ;
Vergé, rue G.-Astrié ;
Trapé (Paul), rue Pilhes.

La viande, surtout celle de mouton, est excellente. L'izard se voit tous les jours dans les boucheries.

**Charcutier.** — Soulé (Pauline), rue G.-Astrié.

**Boulangers.** — F. Astrié, rue Marcailhou (voir aux annonces) ;
Champeu, rue G.-Astrié (voir aux annonces)
Marty (Eloïse), rue de l'Horloge ;
Veuve Astrié, rue de l'Horloge ;
Rivière, place Roussel.

**Marchands de vin.** — Tous les aubergistes et

restaurateurs vendent au détail d'excellent vin des meilleurs crus du Midi. Mais les propriétaires des garnis fournissent ordinairement à leurs locataires et au prix courant le vin nécessaire à leur consommation.

**Epiciers.** — Authié, rue Rigal ;
Astrié, rue Marcailhou ;
Caujolle, au Cousillou ;
Fourés, rue d'En-Karalpou ;
Veuve Labat, rue Pilhes ;
Marty-Fanté, place du Breilh ;
Portet, route d'Espagne ;

**Patissiers.** — Astrié (Joseph), place Roussel ;
Veuve Astrié, rue de l'Horloge.

**Chocolatier.** — Tresserre, sur le quai du Couloubret, fabrique les chocolats à l'instar de ceux d'Espagne. Cette maison jouit, à bon droit, d'une grande renommée.

**Cafés.** — Il existe à Ax plusieurs cafés, dont plusieurs rivalisent, au point de vue du décorum et de la consommation, avec ceux de nos grandes villes.

*Grand Café*, sur le bord de la rivière, avec une terrasse (voir aux annonces);

*Café Joly*, sur le quai, à côté de la maison Tresserre ;

*Café du Commerce*, sur le Couloubret de dessus, belle terrasse, ombragée de tilleuls magnifiques (voir aux annonces) ;

*Café de la Paix*, au bord de la rivière, près de l'église ;

*Café du Pont*, sur la place Roussel ;

*Café Sicre*, sur la place du Breilh ;

*Café du Parc*, avenue de la Ville-Vieille ;

*Café du Midi*, au Coustou ;

*Café de la Gare*, au Cousillou, à l'entrée de la ville ;

*Café Cazelles*, au Cousillou (voir aux annonces) ;

*Café de la Terrasse*, rue des Tisserands et sur le quai au bout d'un pont.

**Débits de tabac.** — Souquet (Toussaint), au coin de la place Roussel et de la rue Rigal ;

Veuve Marty, sur la place du Breilh.

3° BLANCHISSAGE, TOILETTE, ETC.

**Blanchissage et Lissage.** — Chaque maison a sa blanchisseuse et repasseuse habituelle, à laquelle sont adressés les étrangers qui l'habitent. Mais dans le cas où elle ne satisferait pas le client et qu'il veuille en changer, nous donnons ci-après la liste de toutes les blanchisseuses de la station :

M^lle Astrié (Angèle), rue G.-Astrié ;

M^lle Canoni, rue Pilhes ;

M^me Francal, rue d'En-Karalpou ;

M^lle Fauré (Antonia), rue du Presbytère ;

M^me Moos, rue Alibert ;

M^lle Pujol (Marie), rue des Tisserands (Mansard) ;

M^lle Pélissier (Marie), route d'Espagne ;

Veuve Séguéla, Cousillou.

**Coiffeurs, Parfumeurs,** etc. — On trouve chez les coiffeurs des savons de toilette, des brosses, peignes et éponges, des gants, des cravates et des chapeaux.

Garaud, place du Breilh ;

Marty frères, place du Breilh (voir aux annonces) ;

Olive, rue du Coustou (voir aux annonces) ;
Sicre, place Roussel.

Les demoiselles Carrière, sur le quai, ont un grand assortiment d'articles pour dames, corsets, tournures, dentelles, rubans, etc. (voir aux annonces).

**Poste et Télégraphe ; Papeteries.** — Le bureau se trouve au Cousillou, à la maison Rougé.

Deux boîtes supplémentaires sont placées en ville : à l'hôtel Sicre et à la place Roussel. Une autre boîte est à la gare.

Il y a trois arrivées et trois départs par jour. Il y a également trois distributions par jour : la première, le matin de 6 heures à 8 heures ; la seconde, de 11 heures à 1 heure, et, la troisième, le soir de 6 heures à 8 heures.

Le télégraphe est ouvert de 7 heures du matin à 9 heures du soir.

On trouve du papier à lettre et les divers objets pour écrire chez les épiciers et aux bazars du Couloubret.

**Abonnement à la lecture.** — MM. Marty et Olive, coiffeurs, possèdent chacun une bibliothèque et permettent d'emporter les livres à domicile, moyennant la somme de 10 centimes par jour. On s'abonne également au mois pour la somme de 1 fr. 50.

# CHAPITRE III

## LES VISITES

Avant de commencer le traitement thermal, il est bon de se reposer au moins 24 heures pour se délasser d'un voyage plus ou moins fatiguant. On peut commencer cependant les trois sortes de visites que ne manquent jamais de faire tous les baigneurs : visite au médecin, visite aux établissements thermaux, visite aux monuments de la ville.

### 1° VISITE AU MÉDECIN

**Nécessité de la consultation.** — La visite au médecin est naturellement indispensable aux personnes qui viennent se soigner à Ax , pour la première fois ; mais même ceux qui viennent dans notre station pour la deuxième ou troisième fois, ne doivent pas s'en dispenser. D'une saison à l'autre, l'organisme s'est certainement modifié, et il n'est pas du tout sûr, que le traitement qui a été suivi la première fois, convienne à la seconde ou à la troisième. Se traiter seul, est toujours une grave imprudence, souvent suivie par les accidents les plus graves. Il faut donc consulter le médecin, et ne pas écouter les conseils de M. un tel ou un tel qui avait la même affection que vous, qui a suivi tel traitement les années précédentes et qui s'en est bien ou mal trouvé ; encore moins faut-il écouter les conseils que se permettent de donner quelquefois les garçons de bains.

Que les baigneurs se pénètrent bien d'un principe de la science médicale, c'est *qu'il n'y a pas des maladies, il n'y a que des malades*. Il ne peut donc y avoir de formule générale de traitement.

**Médecins consultants.** — Les médecins qui donnent à Ax des consultations aux étrangers, habitent notre station toute l'année, ou bien sont eux-mêmes étrangers à la localité, et viennent exercer seulement pendant la saison, Voici leurs noms et leurs adresses :

### *Médecins de la localité,*

*D*ʳ *Astrié* (fac. Mpel.), près du presbytère ;

*D*ʳ *Fugairon* (fac. Paris), docteur ès-sciences , à l'ancienne succursale de l'hôtel Prat, trois entrées, l'une rue des Tisserands (Mansard), l'autre derrière l'établissement modèle, et l'autre sur la promenade du Couloubret par un pont en fer.

### *Médecins étrangers.*

*D*ʳ *Auphan* (fac. Mpel. Inspecteur), pont du Cousillou ;

*D*ʳ *Pujol* (fac. Paris), rue Marcailhou ;

*D*ʳ *Palenc* (fac. Strasb.), maison Graulle, près de l'église ;

*D*ʳ *Dresch* (fac. Paris), rue des Tisserands (Mansard).

**Pharmaciens.** — Il n'y a qu'un seul pharmacien dans la localité, M. H. Marcailhou.

## 2° VISITE AUX ÉTABLISSEMENTS

**Cartes des bains.** — Quand le baigneur est fixé sur l'établissement où il doit suivre son traitement, il n'a qu'à se présenter au bureau, de 8 heures du matin à 5 heures du soir ; il lui sera délivré tel nombre de billets qu'il désirera. Ces billets sont payés comptant.

Cette formalité remplie, le régisseur assignera au baigneur l'heure de bains qui sera disponible, et autant que possible, celle qui sera le plus à sa convenance.

Ax possède quatre établissements de bains, savoir : le Couloubret, le Teich, le Modèle et le Breilh.

**Etablissement du Couloubret, la Promenade.** — La façade principale longe la promenade du même nom. L'établissement se compose de deux galeries couvertes formant un T, pavées en mosaïque. La galerie transversale a une seule rangée de cabines ; la galerie perpendiculaire en a deux. Elle est aussi plus large que la première.

Grâce à cette disposition, on ne passe pas brusquement des cabinets dans l'air extérieur, ce qui est un point essentiel ; ensuite les cabinets sont vastes et bien ventilés.

La galerie du milieu, éclairée par en haut, sert de promenoir et de salle d'attente.

L'établissement du Couloubret, renferme 32 baignoires en marbre, une salle de bains de pieds à eau courante et une salle de gargarisme. Il n'y a pas de grandes douches, mais de petites douches de 3 mètres de pression.

Enfin, on y compte cinq buvettes. Toutes les eaux employées n'ont pas été soumises à l'analyse chimique, aussi peut-on les grouper de la manière suivante :

|  | *Bains.* | *Buvettes.* |
|---|---|---|
| **Eaux déterminées** par l'analyse. | Iº Bain fort........<br>2º Mystère.......<br>3º Pilhes.........<br>4º Montmorency.. | 1ⁿ Bain fort.<br>2º Mystère.<br>3º Pilhes. |
| **Eaux indéterminées** (1) ± sulfureuses | 1º Jeanne d'Albret<br>2º Gourguette.... | 1º Canalette.<br>2º Sulfuro-ferrugineuse. |

L'établissement du Couloubret est le plus ancien de la station, il fut fondé en 1780, agrandi en 1787, complété en 1834 et entièrement reconstruit en 1869-1872.

L'établissement du Couloubret est situé sur la promenade du même nom. Ce nom lui vient de ce qu'autrefois, elle était peuplée de la gracieuse et inoffensive couleuvre verte et jaune, attirée par la douce chaleur des eaux thermales qui circulaient librement sur le sol.

La promenade se compose de spacieuses allées de platanes et de tilleuls, dont les immenses branches au feuillage touffu forment trois voûtes agitées par une douce brise et impénétrables aux rayons du soleil. Une fraîche fontaine, des bancs, invitent le baigneur à venir y passer dans d'intimes causeries, les heures inoccupées de la journée. Mais c'est surtout le soir qu'elle offre une grande animation à

(1) Le signe ± signifie plus ou moins.

la lueur des lampes électriques. Une foule nombreuse, émaillée de femmes charmantes, aux toilettes délicieuses, la sillonne en tous sens ; les cercles, les hôtels, les cafés, les bazards, sont éclairés des feux les plus brillants ; de 7 à 10 heures, c'est un mouvement incroyable, rarement on s'y promène isolé, quelque étranger qu'on soit, car il est rare de n'y pas trouver quelqu'un de connaissance ; d'ailleurs le besoin et la facilité des relations aux eaux ont bien vite établi de charmants rapports entre les anciens et nouveaux arrivés. Ce ne sont donc que groupes qui se rencontrent, se quittent, se rejoignent, causent, rient, oublient leurs souffrances et leurs affaires.

La petite fanfare d'Ax se fait entendre deux fois par semaine au Couloubret, sous la direction de M. Joly.

**Etablissement du Teich, le Parc.** — Le Teich est situé à l'extrémité des rues du Coustou et d'En-Karalpou, sur la rive gauche de la rivière d'Orlu (Oriège) et au pied du rocher de la Vierge. La façade mesure 78 mètres de long.

Sur une galerie supportée par une longue colonade de bois, donnant accès aux cabinets de bains, se trouvent une trentaine de chambres et des salles de pulvérisation. Le tout est flanqué aux deux extrémités d'un pavillon.

En arrière, sur un plan plus élevé, se trouve un édifice distinct du précédent et couronnant l'ensemble. Il contient des cuisines et une vaste salle à manger.

En face de l'établissement, deux bâtisses annexes sont séparées de la colonnade par une allée découverte garnie de fleurs. Ces deux bâtisses contiennent des cabinets de bains et de belles salles de douches.

L'entrée principale de l'établissement se trouve entre ces deux bâtisses : on y arrive par un pont de bois, jeté sur la rivière.

Le Teich possède 46 baignoires, 4 salles de grandes douches, avec déshabilloirs séparés, 6 douches ordinaires, 1 étuve en caisse, 2 étuves locales, 2 bouches de humage et 4 appareils pulvérisateurs. Les buvettes y sont au nombre de cinq. Les bains et buvettes peuvent être groupés comme il suit :

|  | *Bains.* | *Buvettes.* |
|---|---|---|
| Eaux déterminées par l'analyse. | 1º Viguerie.. | 1º Viguerie tempérée. |
|  |  | 2º St-Roch, à droite. |
|  | 2º Eau bleue. | 3º Eau bleue. |
| Eaux indéterminées $\pm$ sulfureuses. | 1º Astrié.... | |
|  | 2º Boulié.... | |
|  |  | 1º St-Roch, à gauche. |
|  |  | 2º Patissier. |

Fondé en 1800, et reconstruit en 1842, cet établissement a été amélioré en 1864 et appartient, ainsi que celui du Couloubret, à la *Compagnie générale des Thermes d'Ax.*

Auprès des bains du Teich se trouve un fort joli parc où le public est admis à tout heure du jour. Des allées bien entretenues, bordées de peupliers et de sapins serpentent à travers des massifs de verdure et de fleurs.

Un lac artificiel, où l'on peut se promener en bateau, se déverse en cascade au milieu de saules pleureurs et d'arbustes fleuris, répandant la fraî-

cheur sous leurs ombrages où des bancs sont dispo-
sés. Les baigneurs peuvent y passer agréablement
leur journée et y respirer le bon air. Il est dommage
que les bancs n'y soient pas plus nombreux et qu'on
n'y trouve pas de chaises.

**Etablissement modèle**. — Il est bâti sur le bord
de la rivière d'Ascou ou d'Auze, attenant au pont du
Breilh.

Il se compose de deux doubles galeries superposées, pavées en mosaïque, ouvertes directement à
l'extérieur. Les cabines adossées occupent l'axe du
bâtiment et s'ouvrent sur les galeries. Celles-ci, au
rez-de-chaussée, sont murées et éclairées par des
fenêtres ; les galeries du premier étage sont ouvertes,
la toiture étant soutenue par une colonnade de style
ionique. Enfin, l'établissement est flanqué, à ses
extrémités, d'un pavillon où se trouvent, d'un côté,
le bureau, de l'autre, un beau salon d'attente.

Les galeries servent de promenoirs.

L'établissement compte 49 baignoires, 9 douches
ordinaires, 5 grandes douches, 1 douche ascendante,
1 douche en cercle, 2 douches de siège, 4 appareils
pulvérisateurs et 1 étuve en caisse. Il y a cinq buvettes.

Toutes les eaux employées au modèle ont été
analysées.

| *Bains.* | *Buvettes.* |
|---|---|
| . . . . . . . . . . . . | 1º Des Abeilles. |
| 1º Sulfureux forts. | 2º Sulfureuse chaude. |
| 2º Alcalins. | 3º Alcalines chaude et refroidie. |
| 3º Doux serpentinés ou sulfités. | 4º Sulfureuse refroidie. |

L'établissement modèle a été fondé en 1865 par

une Société anonyme, à responsabilité limitée et inaugurée en 1867.

**Etablissement Sicre du Breilh ; Jardin.** — Contigu à l'hôtel d'Espagne, dont il est une dépendance, cet établissement se compose d'une longue colonnade, avec un pavillon central. La galerie est ornée de fresques à l'italienne (1) et on accède à cette galerie par un joli jardin, avec bassin et jets d'eau.

On y compte 23 baignoires disposées dans 10 cabinets, 2 salles de grandes douches, les plus belles qui soient à Ax, 2 douches ordinaires, 5 appareils pulvérisateurs, un bain en caisse et cinq buvettes.

Les eaux qui n'ont pas été toutes analysées peuvent se grouper de la manière suivante :

|  | *Bains.* | *Buvettes.* |
|---|---|---|
| **Eaux déterminées** par l'analyse. | 1° Filhol......... 2° Fontan........ | 1° Petite sulfureuse. 2° Longchamp. |
| **Eaux indéterminées** peu sulfureuses. | Rigal, plusieurs numéros. | 1° Anglada. 2° Alcaline. 3° Marie. |

L'établissement Sicre fut fondé en 1815 et terminé en 1819. Il a subi, depuis, d'importantes améliorations.

### 3° VISITE AUX MONUMENTS

Au point de vue artistique, Ax possède bien peu de monuments dignes d'attirer l'attention des étran-

(1) Les cabines viennent d'être agrandies ainsi que les salles de douches et munies de fenêtres à vitraux. Nos félicitations aux intelligentes demoiselles Sicre qui tiennent au-dessus tout à ce que leur établissement soit à la tête du progrès.

gers, mais au point de vue historique, certains peuvent leur offrir quelque intérêt.

**L'Hôpital Saint-Louis, le Breilh et les Eaux-Chaudes.** — En 1260, Roger IV ou Rotfer, sur le désir du roi Louis IX, fit construire une léproserie, devant une sorte de *cuve*, creusée dans le roc et où venaient se rendre les eaux chaudes. La cuve fut transformée en une piscine quadrangulaire, et tout auprès, on releva l'étuve que les premiers habitants du pays semblent avoir bâti en ce lieu, si l'on en juge par la dénomination de Coustou (du celtique Cus-stu, lieu chaud), qu'il porte encore.

Le bassin qui, autrefois, était entouré d'une muraille, se voit aussi, et est désigné sous le nom de *bassin des ladres*. Il sert aujourd'hui de lavoir public.

Quant à la léproserie, elle a disparu et a été remplacée par l'hôpital Saint-Louis, plusieurs fois remanié depuis l'époque de sa fondation, et particulièrement en 1847. La chapelle de l'hôpital *(Notre-Dame-du-Bain, Notre-Dame-de-Grâce)*, a été réparée à neuf en 1872. Cette chapelle, que traverse en tout sens l'eau sulfureuse, est très précieuse pendant la saison d'hiver.

A quelques pas du bassin des Ladres coulent deux fontaines publiques d'eau chaude, à 75° et à 77°6, les *canons* et les *rossignols*, qui servent aux usages domestiques. On va puiser de l'eau aux fontaines des canons pour laver la vaisselle et pour *pétrir le pain*. On y trempe la traditionnelle *soupe à l'ail*, qui a un goût *sui generis*, que ne doivent pas négliger d'apprécier les amateurs. La fontaine du

Rossignol sert surtout à la dépilation des porcs, un petit bassin est disposé pour cet usage. On y fait cuire, dans une certaine mesure, des choux et des pommes de terre, placées dans un panier à salade, qu'on laisse suspendus un certain temps au robinet, de telle sorte que l'eau coule constamment dessus. Les œufs, plongés dans cette eau, en sortent en un instant parfaitement cuits.

L'hospice, le bassin et les fontaines se trouvent dans un coin de la place du *Breilh*, véritable forum d'Ax. Les Celtes donnaient ce nom de *breilh* à un bois, taillis ou buisson entouré de haies, dans lequel les bêtes fauves avaient coutume de se retirer. Quand on voulait les tuer, on fermait la porte et on leur donnait la chasse. Avec le temps, le breilh d'Ax est devenu une prairie et finalement une place publique.

L'hospice d'Ax reçoit les indigents, les vieillards et les enfants. Pendant la saison thermale, il reçoit encore des étrangers à des prix déterminés entre la préfecture et l'hôpital. Il y a toute l'année 25 pensionnaires, et il y vient, pendant l'été, environ 300 baigneurs. L'hospice dispose de 100 lits.

La direction du service est confiée aux Sœurs de Nevers, qui s'acquittent de leur tache avec un zèle infatigable.

**L'Eglise Saint-Vincent ; la ville vieille ; la Manobre.** — L'église paroissiale de Saint-Vincent semble avoir été fondée au ixe siècle, à côté d'une ancienne petite église dédiée à saint Jean, qui fut probablement, à l'époque romaine, un temple à

Janus, et où se trouve aujourd'hui le Café du Commerce.

De cette ancienne construction, restaurée au xie siècle, il ne reste guère que la moitié inférieure du clocher, tour carrée qui devait être terminée par des crénaux, comme celle de l'église d'Unac, et une petite abside lui attenant, qui vient d'être à peu près démolie.

Dans la deuxième moitié du xve siècle, l'édifice fut reconstruit et agrandi. La nef était couverte d'un plancher peint, soutenu par des ogives rayonnantes en pierre de taille.

Le sanctuaire date de 1774. Il fut embelli en 1811 et orné de fresques à sa voûte, en 1824.

L'église a été plafonnée en 1853 et tout récemment la famille Authié (Orlu) a tenu à honneur de faire décorer la nef, de transformer les quatre chapelles existantes, d'en créer de nouvelles et de donner au tout un style ogival. Le bas-relief, placé au-dessus du portail d'entrée en pierres appareillées, est un de leurs dons.

On remarque dans le sanctuaire cinq toiles, dues au pinceau de Roques fils, peintre toulousain, qui eut sous la Restauration une certaine renommée dans le Midi. Elles représentent : *la Prédication de Saint-Jean dans le désert ; la Cène ; l'Annonciation* et *l'Assomption.* Le Christ placé derrière l'autel est un don de Louis-Philippe, en 1839, à la prière de Michel-Chevalier.

Dans la nef, on admire un petit tableau représentant le *Mariage mystique de sainte Catherine de Sienne avec l'Enfant-Jésus.* On l'attribue à Albane, peintre de Bologne. Ce tableau ornait, dit-on, la chambre à coucher de Marie-Antoinette. Une dame d'honneur de la reine le sauva du pillage en août 1792, et en fit don à une personne d'Ax qui en mourant le laissa à l'église.

Près de l'église Saint-Vincent et devant l'ancienne chapelle Saint-Jean (café du Commerce), se voit un plateau appelé aujourd'hui Couloubret-de-Dessus, mais qui autrefois était la place de la *Manobre*. En 1736, elle a été plantée d'ormes et de tilleuls qui sont devenus très beaux. Anciennement, il n'y avait qu'un grand ormeau au milieu, et c'est sous cet arbre que le conseil politique tenait parfois ses séances. On y enterrait également les suppliciés et tous ceux qui n'avaient pas droit à la sépulture ecclésiastique.

De l'autre côté de l'église, se remarque un petit square et une belle avenue, bordée d'arbres, connue sous le nom d'*Avenue de la Ville-Vieille*. Elle a été ouverte en 1854 sur l'emplacement du cimetière et de quelques maisons, restes du bourg primitif d'Ax, détruit par les flammes vers 1240.

Les cérémonies religieuses sont célébrées à Ax en grande pompe. Autrefois, le curé de la paroisse avait le titre d'*archiprêtre*, et portait la mitre et la crosse, anciens insignes abbatiaux, dont il avait hérité des abbés de Saint-Volusien-du-Sabartés. Le dernier de ces archiprêtres, M. Gardebosc, est enterré dans la chapelle du Sacré-Cœur, où l'on peut voir son buste avec une inscription.

Durant la saison balnéaire, on dit des messes toutes les heures, depuis 6 heures du matin jusqu'à 10 heures. A la chapelle de l'hôpital, la messe est à 8 heures.

**Saint-Udault.** — Voici une antique et merveilleuse légende de notre pays qui menaçait de s'éteindre et qui vient de revivre, grâce au zèle et à la générosité de l'abbé Authié.

Tout au haut de l'avenue de la Ville-Vieille, tournez à droite et passez le pont ; le chemin que vous avez en face vous conduira entre deux rochers granitiques, où sous les ombres de quelques arbres s'élève une colonne terminée par une croix. C'est le lieu où fut inhumé *saint Udault*. Nous devons l'érection de ce petit monument à feu le chevalier Roussillou, ancien viguier d'Andorre.

Udault naquit en Italie en 405, d'une famille noble de barbares. Conduit par une biche, qu'il poursuivait à la chasse, vers un ermite nommé Pancrace, il se convertit au christianisme et résolut de rester auprès du saint personnage. Celui-ci, craignant que son disciple n'eut envie de retourner vers les siens, le conduisit un jour sur les bords de la mer et là lui proposa de s'embarquer pour les Gaules. Udault ayant accepté, tous deux prirent passage sur un navire et abordèrent à Port-Vendres ; puis ils s'enfoncèrent dans les Pyrénées de la Catalogne.

Venu à Toulouse pour visiter le tombeau de saint Saturnin, Udault se joignit à un groupe de chrétiens qui partaient en pèlerinage pour Rome. Pendant son séjour dans cette ville, on y apporta des nouvelles de l'armée formidable d'Attila, qui avançait toujours sur les bords du Danube. Udault, plein de zèle, résolut de partir vers cette armée pour convertir ces barbares.

Au nombre des rois qui commandaient les soldats

sous les ordres d'Attila, se trouvaient Ardaric, roi des Gépides, et Valamir, roi des Ostrogoths, accompagné de ses deux frères Théodémir et Vidémir. Ces trois derniers personnages, nous les retrouverons tout à l'heure à Ax. Ces chefs ne tardèrent pas à apprendre qu'un missionnaire avait réussi à séduire plusieurs soldats. Ils le firent arrêter, et le condamnèrent au supplice du knout. Udault fut fouetté à outrance et laissé pour mort sur la place. Il n'était qu'évanoui. De nouveau arrêté, il fut chassé loin de l'armée et s'en retourna aux Pyrénées.

Après le désastre des Champs catalauniques, Attila repassa le Rhin et prépara ses vengeances. Valamir et ses deux frères furent chargés de le venger de Thorimon, roi des Wisigoths, et d'aller enlever les trésors de la riche Hespérie. Ainsi se trouva campée à Ax, sur le chemin d'Espagne, au lieu dit d'Entreserre, l'armée des Ostrogoths, commandée par Valamir, le 11 mai 452.

Les soldats offraient un sacrifice au dieu Mars, représenté par une épée sur un étendard planté en terre, lorsque Udault, revenant de Toulouse et passant par Ax, ce jour-là, se mit à détourner les soldats de cet exercice de leur culte. Immédiatement arrêté et conduit devant Valamir et ses deux frères, il ne tarda pas à être reconnu.

« N'es-tu pas, lui dit le roi, ce fanatique que j'ai déjà fait châtier sur les bords du Danube ? Faut-il que je te retrouve encore ici semant l'indiscipline parmi mes enfants ? Je t'ai dit que nous n'avions que faire de tes remontrances ; tu as donc la tête bien dure ? Nous allons voir. »

Et aussitôt, il ordonna d'enfoncer trois clous dans le crâne du missionnaire. Udault tomba sans connaissance, et comme il respirait encore, un soldat l'acheva d'un coup de poignard.

On enferma le corps du saint dans un tonneau défoncé qui avait contenu le vin des sacrifices, et les soldats s'amusèrent à le faire rouler par les rochers. Finalement on l'enterra au lieu où se trouve aujourd'hui la colonne de pierre.

En 978, des religieux de l'abbaye de Ripoll vinrent recueillir les restes du martyr et les emportèrent dans leur ville où, depuis lors, ils sont l'objet de la plus grande vénération. Récemment, une relique a été rapportée dans notre église, et l'on peut la voir dans une belle châsse, sur l'autel de la chapelle que l'abbé Authié a fait construire. C'est à lui aussi que l'on doit les cinq statues placées sur le porche de l'église. La biographie d'Udault qu'on vient de lire explique ce qu'elles représentent.

**Anciennes fortifications ; le château Maü ; la Vierge.** — Au xvii⁰ siècle, Ax était entouré d'une muraille flanquée de huit tours et de quelques tourelles. Il y avait six portes ; celle d'En-Karalpou est encore debout avec ses gonds énormes et sa forme ogivale. On peut la voir près de la grille du Teich. Au confluent de la rivière d'Orlu avec l'Ariège et le long de celle-ci, on aperçoit aussi quelques morceaux de murailles. Dans l'intérieur de la ville, on avait construit sur certains points des tours de guet. On en voit encore une sur la maison de M. Rivière-Boulié, derrière l'établissement Modèle. On remarque dans les caves de cette maison l'existence d'un ancien corps de garde avec son lit de camp taillé dans le roc et des meurtrières dans le mur.

Derrière l'établissement du Teich, on aperçoit quatre rochers délimitant un certain espace, où se trouvait à l'époque celtique le Keralp ou *Karalp* des habitants, c'est-à-dire le camp retranché. Des murailles formées de grosses pierres et de cadres de bois reliaient les rochers les uns aux autres et étaient surmontées d'une palissade. On y accédait par la porte d'En-Karalpou qui, alors, n'existait pas, et ce point s'appelait le *Teich*, qui en celtique veut dire passage, lieu par où on se réfugie.

Au viiie siècle, les Arabes occupèrent plusieurs ports de notre pays, entre autres, celui de *Puy-Maurens*, et construisirent sur l'un des rochers de l'ancien Karalp une petite forteresse, qui depuis a toujours conservé le nom de *château des Maures*, *castel Maü*.

Au xviie siècle, le château des Maures, qui avait été reconstruit, protégeait la ville contre les attaques des Espagnols. Mais il tomba bientôt après en ruine.

En 1815, le général Laffitte dérasa les murs d'enceinte du château à une hauteur d'environ 2 mètres et en reconstruisit une partie avec les matériaux résultant de la démolition. De Savignac-Castelet, qui combattait pour le roi avec ses volontaires, y mit le feu une belle nuit, et le général se promit de le faire pendre s'il le saisissait. Il ne put jamais s'en emparer.

Il ne reste plus aujourd'hui du château des Maures que quelques pans de murs.

En avant du château des Maures, une tour carrée et crénelée flanquée de quatre tourelles supporte une blanche statue de la vierge et quatre anges. C'est l'œuvre de l'abbé Commenge dont la dépouille mortelle repose au pied du monument. Une petite chapelle est contenue dans la tour.

**Vue générale d'Ax.** — Montez au nord de la ville jusqu'à une maisonnette nommée la *Bordette*, située au bord abrupt d'un petit plateau entouré de verdure, et contemplez le tableau qui se déroule sous vos yeux.

A vos pieds, la petite ville d'Ax forme une sorte de pyramide très élargie à sa base, en partie cachée par les hauts platanes du Couloubret, mais vers le sommet de laquelle on distingue le presbytère et des jardins superposés avec des arbres et des fleurs. A droite, les maisons vont se perdre dans la rivière, au cours tourmenté ; à gauche, elles accompagnent la route d'Espagne qui va se perdre bientôt derrière les rochers. Plus loin, sur un plan un peu plus élevé, se développent les deux façades de l'établissement du Teich, adossé à l'un des quatre rochers où s'élevait à l'époque celtique l'oppidum ou Karalp des Axéens. Sur l'un de ces rochers on aperçoit les ruines du fort des Maures, et sur l'autre, la tour qui supporte la statue de la vierge.

La ville et ses rochers pleins de souvenirs antiques se trouvent au milieu d'un hémicycle de hautes et vertes montagnes couronnées par de noires forêts de sapins. Au fond, le *Llatha* et le *Carrouch*, séparés

par une immense cassure, sont à demi-voilés par
l'air bleu. A l'une des extrémités, la montagne de
Pointe couronne, avec sa route aux vingt lacets,
surplombe les rochers d'En-Castel où se dressaient
autrefois les *fourches patibulaires ;* à l'autre, les
crêtes de Braceilh viennent mourir entre les rochers
où campa jadis l'armée des Ostrogoths et où Udault,
martyrisé par ces barbares, fut inhumé le corps
replié dans un tonneau. A droite et à gauche, du
milieu des arbres, des prés et des ruisseaux, surgis-
sent les vieilles maisons de Petchès et des Baserques. Enfin, du côté de l'Occident, la vue s'étend très
loin et suit les contours de l'Ariège qui, à travers les
vertes prairies de la vallée de Savignac, ressemble à
un long ruban d'argent:

C'est surtout en automne et au soleil couchant que
le panorama, contemplé du haut de la Bordette, est
ravissant. Le feuillage jaune et rouge se mêle de
tous côtés aux différentes nuances du vert; les ombres font ressortir les parties éclairées, et les rayons
du soleil couchant, qui percent les nuages rouches
et se réfléchissent sur les rochers voilés par l'air
bleu, donnent çà et là aux montagnes des tons
violets.

# DEUXIÈME PARTIE

# LA MÉDICATION

## CHAPITRE PREMIER

### LES EAUX THERMO-MINÉRALES

Des deux éléments de la médication thermale, savoir : l'*eau minérale* et le *climat*, l'eau doit tout d'abord appeler notre attention.

Quoiqu'on en ait dit, les eaux minérales ne possèdent aucune *propriété mystérieuse*, et les médecins des eaux ne sont pas des *initiés*. Elles ne guérissent pas non plus de tous les maux, leur application à la thérapeutique est, au contraire, fort restreinte. La meilleure réclame qu'on puisse faire, pour les eaux d'une station, n'est donc pas de les vanter à outrance comme s'appliquant aux maladies les plus diverses, mais de prouver qu'elles agissent réellement et efficacement, dans certains cas pathologiques, fussent-ils très peu nombreux. Le malade n'a pas à craindre alors d'être volé, et le médecin de passer pour un charlatan ou un imposteur.

1° NATURE DES EAUX D'AX

**Abondance des sources; nappe souterraine.** — C'est à Ax qu'existent les sources les plus chaudes des Pyrénées. La température de certaines d'entr'elles est en effet de 77° 6.

Mais toutes les sources d'Ax, au nombre de 50, n'ont pas cette température. La plus basse qu'on observe est de 23° 5; en général, elle est comprise entre 40° et 60°.

Le volume d'eau chaude que débitent ces sources est égal à 875 lit. 776 par minute où à 12,354 hect. 93 en 24 heures.

Le nombre des sources d'Ax peut être augmenté presque indéfiniment, car la ville est construite sur deux nappes souterraines à peu près continues d'eau chaude; il suffit de creuser le sol pour en trouver.

Les points principaux d'émergence d'un grand nombre de ces sources sont situés sur la crête granitique où se trouvent les fontaines des *Canons* et *Rossignols*. L'eau chaude chemine sous les alluvions ayant pour lit imperméable, un poudingue siliceux et forme sur les deux versants de la ville, les deux nappes souterraines qui vont se déverser, l'une dans la rivière d'Orlu, l'autre dans la rivière d'Ascou.

Au Teich, nouveaux points d'émergence, ainsi qu'au Couloubret. Les sources sortent de sables et d'argiles bleuâtres, excepté la *Viguerie* qui sort des fissures du poudingue. Mais toutes proviennent du granit placé plus profondément.

**Composition chimique.** — Les eaux d'Ax appartiennent à la classe des *sulfurées sodiques*. La quantité du principe sulfureux contenu dans les diverses sources est très variable et on trouve tous les degrés de sulfuration, depuis zéro jusqu'à 0 gr. 0282.

Quant aux autres matières minérales qui entrent dans la composition chimique des eaux d'Ax, on s'en fera une idée exacte en consultant le tableau ci-après, qui donne le résultat des analyses de M. Willm.

# ANALYSES CHIMIQUES DES SOURCES

| | ÉTABLISSEMENT du COULOUBRET | | | | | | ÉTABLISSE |
| --- | --- | --- | --- | --- | --- | --- | --- |
| | BAIN-FORT | MYSTÈRE | PILHES | ROSSIGNOL SUPÉRIEUR | MONTMORENCY | VIGUERIE | JOLY |
| | GR. | GR. | GR. | GR. | GR. | GR. | GR. |
| Acide carbonique des bicarb. | 0 0419 | 0 0446 | 0 0498 | 0 0378 | 0 0444 | 0 0369 | 0 0349 |
| Acide carbonique libre..... | » | » | 0 0012 | 0 0030 | » | » | 0 0056 |
| Sulfure de sodium.... | 0 0179 | 0 0183 | 0 0025 | 0 0212 | » | 0 0226 | 0 0233 |
| Hyposulfite de sodium.... | 0 0079 | 0 0060 | 0 0025 | 0 0095 | » | 0 0070 | 0 0073 |
| Sulfate de sodium.... | 0 0349 | 0 0319 | 0 0393 | 0 0274 | 0 0367 | 0 0250 | 0 0275 |
| Sulfate de potassium.... | 0 0120 | | 0 0089 | 0 0096 | 0 0071 | 0 0108 | 0 0091 |
| Chlorure de sodium.... | 0 0215 | 0 0234 | 0 0230 | 0 0208 | 0 0173 | 0 0222 | 0 0193 |
| Carbonate de sodium.... | 0 0359 | 0 0406 | 0 0473 | 0 0373 | 0 0323 | 0 0358 | 0 0322 |
| — de calcium.... | 0 0135 | 0 0123 | 0 0117 | 0 0069 | 0 0185 | 0 0070 | 0 0085 |
| — de magnésium.. | traces | traces | traces | 0 0006 | 0 0015 | 0 0013 | 0 0006 |
| Silicate de sodium..... | » | » | » | » | 0 0101 | » | » |
| Silice libre....... | 0 0852 | 0 0908 | 0 0766 | 0 0941 | 0 0405 | 0 0932 | 0 0931 |
| Oxyde ferrique....... | traces | traces | traces | 0 0009 | 0 0009 | 0 0002 | 0 0003 |
| Matières organiques et non dosées | 0 0140 | 0 0064 | 0 0122 | 0 0043 | 0 0196 | 0 0017 | 0 0055 |
| Ammoniaque, iode, lithium. | traces | traces | traces | traces | traces | traces | traces |
| Borates et phosphates.... | traces | traces | traces | traces | traces | traces | traces |
| Sulfarséniates....... | t. faibl. | t. faibl. | t. faibl. | t. faibl. | t. faibl. | t. faibl. | t. faibl |
| Résidu de 1 litre séché à 180°. | 0 2428 | 0 2294 | 0 2242 | 0 2326 | 0 1845 [1] | 0 2268 | 0 2266 |
| Résidu sulfaté d'après le group. | 0 2643 | 0 2593 | 0 2384 | 0 2653 | 0 1930 | 0 2605 | 0 2585 |
| Alcalinité d'après le groupement | 0 0688 | 0 0726 | 0 0585 | 0 0691 | 0 0575 | 0 0706 | 0 0677 |

Les carbonates ci-dessus correspondent

| | GR. | GR. | GR. | GR. | GR. | GR. | GR. |
| --- | --- | --- | --- | --- | --- | --- | --- |
| Bicarbonate de sodium.. | 0 0569 | 0 0644 | 0 0753 | 0 0591 | 0 0512 | 0 0567 | 0 0540 |
| — de calcium... | 0 0194 | 0 0177 | 0 0168 | 0 0099 | 0 0266 | 0 0101 | 0 0123 |
| — de magnésium. | traces | traces | traces | 0 0009 | 0 0023 | 0 0019 | 0 0009 |

[1] Résidu très coloré



# MINÉRALES d'AX, par M. WILLM, 1885-188[8]

| | MENT DU TEICH | | ÉTABLISSEMENT DU BREIL | | | | ÉTABLISSEMENT MODÈLE | | |
| --- | --- | --- | --- | --- | --- | --- | --- | --- | --- |
| | SAINT-ROCH A DROITE | EAU BLEUE | FILHOL | PETITE SULFUREUSE | FONTAN | LONGCHAMP | ALCALINE | GRANDE SULFUREUSE | ABEILLES |
| | GR. | GR. | GR. | GR. | GR. | GR. | GR. | GR. | GR. |
| Acide carbonique des bicarb. | 0 0407 | 0 0470 | 0 0384 | 0 0371 | 0 0428 | 0 0352 | 0 0407 | 0 0283 | 0 032 |
| Acide carbonique libre..... | » | » | 0 0023 | 0 0028 | » | 0 0078 | 0 0019 | 0 0093 | 0 007 |
| Sulfure de sodium.... | 0 0174 | 0 0037 | 0 0222 | 0 0228 | 0 0460 | 0 0199 | 0 0114 | 0 0261 | 0 019 |
| Hyposulfite de sodium.... | 0 0095 | 0 0101 | 0 0123 | 0 0036 | 0 0060 | 0 0080 | 0 0094 | 0 0104 | 0 006 |
| Sulfate de sodium.... | 0 0360 | 0 0473 | 0 0275 | 0 0155 | 0 0285 | 0 0332 | 0 0305 | 0 0374 | 0 037 |
| Sulfate de potassium.... | | 0 0103 | 0 0094 | 0 0083 | | 0 0094 | 0 0087 | 0 0121 | 0 011 |
| Chlorure de sodium.... | 0 0222 | 0 0245 | 0 0232 | 0 0250 | 0 0226 | 0 0281 | 0 0224 | 0 0200 | 0 022 |
| Carbonate de sodium.... | 0 0418 | 0 0306 | 0 0332 | 0 0392 | 0 0446 | 0 0249 | 0 0365 | 0 0219 | 0 024 |
| — de calcium.... | 0 0075 | 0 0207 | 0 0108 | 0 0052 | 0 0073 | 0 0165 | 0 0103 | 0 0115 | 0 013 |
| — de magnésium.. | traces | 0 0031 | 0 0013 | traces | traces | traces | 0 0012 | traces | 0 001 |
| Silicate de sodium..... | » | 0 0031 | » | » | » | » | » | » | » |
| Silice libre....... | 0 0951 | 0 0851 | 0 0954 | 0 0945 | 0 0930 | 0 0924 | 0 0833 | 0 0836 | 0 037 |
| Oxyde ferrique....... | traces | 0 0007 | traces | traces | traces | traces | 0 0003 | traces | 0 009 |
| Matières organiques et non dosées | 0 0017 | traces | 0 0182 | 0 0197 | 0 0095 | 0 0128 | 0 0034 | 0 0082 | 0 009 |
| Ammoniaque, iode, lithium. | traces | traces | traces | traces | traces | traces | traces | traces | traces |
| Borates et phosphates.... | traces | traces | traces | traces | traces | traces | traces | traces | traces |
| Sulfarséniates....... | t. faibl. | t. faibl. | t. faibl. | t. faibl. | t. faibl. | t. faibl. | t. faibl. | t. faibl. | t. faib |
| Résidu de 1 litre séché à 180°. | 0 2312 | 0 2405 [1] | 0 2562 | 0 2358 | 0 2275 | 0 2452 | 0 2176 | 0 2312 | 0 232 |
| Résidu sulfaté d'après le group. | 0 2648 | 0 2702 | 0 2815 | 0 2548 | 0 2544 | 0 2683 | 0 2438 | 0 2592 | 0 256 |
| Alcalinité d'après le groupement | 0 0679 | 0 0610 | 0 0708 | 0 0701 | 0 0685 | 0 0643 | 0 0595 | 0 0653 | 0 060 |

aux bicarbonates ci-dessous.

| | GR. | GR. | GR. | GR. | GR. | GR. | GR. | GR. | GR. |
| --- | --- | --- | --- | --- | --- | --- | --- | --- | --- |
| Bicarbonate de sodium.. | 0 0663 | 0 0485 | 0 0526 | 0 0621 | 0 0707 | 0 0395 | 0 0486 | 0 0347 | 0 038 |
| — de calcium... | 0 0108 | 0 0298 | 0 0156 | 0 0075 | 0 0105 | 0 0217 | 0 0151 | 0 0166 | 0 019 |
| — de magnésium. | traces | 0 0047 | 0 0020 | traces | traces | traces | 0 0018 | traces | 0 00 |

[1] Le résidu était tout à ... pesant 0 gr.2398 fait incolore.

Toutes les sources de notre station n'ont pas été analysées, mais celles qui l'ont été et qui sont les plus importantes suffisent pour la thérapeutique hydro-minérale. Quant aux autres, on ne doit s'en servir que pour la balnéologie et l'hydrothérapie, c'est-à-dire pour les bains où doit seule agir la température, et pour les douches.

Les eaux d'Ax diffèrent de celles de Saint-Sauveur, Barèges, Cauterets, etc., et ressemblent à celles de Luchon et des Pyrénées-Orientales(1). Tandis que les premières contiennent une assez grande quantité d'acide carbonique libre et sont alcalinisées par les silicates (silicate de soude), les secondes doivent leur alcalinité aux carbonates (carbonate de soude), et ne contiennent pas ou très peu d'acide d'acide carbonique libre, celui-ci étant presque entièrement combiné.

Cette différence est essentielle et ne doit pas être perdue de vue pour les applications thérapeutiques.

Les eaux sulfureuses d'Ax sont très décomposables au contact de l'air et laissent dégager alors de *l'acide sulfhydrique.* Quelques-unes même se décomposent très rapidement.

**Mode d'emploi.** — Les eaux d'Ax s'emploient en inhalation ou humage, en boisson et en bains.

*L'inhalation* peut être *sèche* ou *humide.* Dans la première, l'atmosphère de la salle ou du récipient est froide et purement gazeuse; dans la seconde (humage), l'atmosphère est saturée de vapeurs tièdes.

(1) Parmi celles-ci on en trouve cependant qui ressemblent à celles de Cauterets, etc.

Les effets de l'inhalation se divisent en trois périodes. La première est caractérisée par la *sédation* des organes respiratoires et de la circulation. La durée de cette période varie suivant la susceptibilité du sujet. La deuxième période est celle de *retour*, et la troisième celle d'*excitation*.

Les deux espèces d'inhalation ont des applications thérapeutiques différentes , et se font au moyen d'appareils spéciaux.

La boisson se prescrit par verres ou fractions de verre. Un verre se compose de 8 cuillerées à soupe ou de 160 grammes. Les effets salutaires de l'eau minérale résident moins dans la quantité d'eau absorbée par jour que dans *le long temps* pendant lequel on en fait usage.

Les eaux d'Ax exigent dans leur emploi quelques ménagements et dans certaines maladies ne doivent être prescrites en commençant qu'à de faibles doses, qu'on augmente progressivement en en surveillant tous les effets.

Le meilleur moment pour prendre l'eau est le matin à jeun ; cependant on peut la boire aussi dans la journée, en ayant soin de le faire 3 heures après le dernier repas.

On associe quelquefois aux eaux, du lait, du sirop et des médicaments.

Quant aux *bains* d'eau sulfureuse, leur action est complexe. Ils agissent, en effet, par leur température, la quantité de soude caustique qu'ils contiennent et l'acide sulfhydrique qu'ils dégagent et qui est inhalé.

La température du bain et sa durée, la ventilation

du cabinet ou sa clôture, varient avec les cas pathologiques, et le médecin seul est compétent pour les déterminer. Mais le malade doit veiller à ce que le garçon de bain prépare ce dernier exactement à la température prescrite par le médecin, et doit exiger pour cela, que le *thermomètre* soit constamment employé. Sans l'usage de cet instrument, on ne peut jamais être sûr de la température, quelle que soit l'expérience que le garçon ait la prétention d'avoir.

## 2° PROPRIÉTÉS DES EAUX D'AX

**Propriétés générales des eaux sulfureuses.** — J'ai déjà dit que les propriétés des eaux minérales n'ont rien de mystérieux; elles résultent de leur composition chimique. Si autrefois on a cru qu'il en était autrement, c'est que l'analyse chimique avait été mal faite et qu'on considérait comme similaires des eaux qui ne l'étaient pas en réalité. On était étonné de leur voir produire des effets différents, alors que l'on croyait leur composition presque identique. Une étude plus soignée de ces eaux a montré que si les effets sont différents, c'est que la composition chimique l'est aussi.

Les principales propriétés physiologiques des eaux sulfureuses sont dues à l'*acide sulfhydrique* qu'elles dégagent ou à l'*hyposulfite* qu'elles contiennent. L'action de ces corps est double; elle est : 1° hypercrinique, 2° microbicide.

*Hypercrinique.* — L'acide sulfhydrique absorbé par la muqueuse digestive (boisson) ou par la muqueuse respiratoire (inhalation) s'élimine principalement par le poumon et en moindre quantité par la peau. On a donc : 1° Une action sur les bronches dont la sécrétion est activée, ce qui rend l'expectoration plus facile ; 2° une action sur l'excrétion des sueurs qui sont augmentées. Cette hypersécrétion des bronches ou de la peau est due à une action directe de l'acide sulfhydrique sur les éléments de nos tissus et à la congestion (hyperhémie) provoquée par le même agent.

*Microbicide.* — L'acide sulfhydrique possède la plus haute puissance toxique à l'égard du bacille de la tuberculose, tant au point de vue de l'entrave qu'il apporte à son développement qu'au point de vue de la suppression de la virulence. Ce fait expérimental, dont l'importance ne saurait être méconnue, a d'abord été signalé par le docteur Niepce, inspecteur des eaux d'Allevard et confirmé par Pilatte, Lajoue, Albrecht, Sormani et Brugnatelli, Schill et Fischer, Hollander, Rosenberg, etc.

Quant aux hyposulfites, ils sont antifermentescibles et antiputrides, ce qui fait que les eaux sulfureuses sont *antiseptiques*, dans la mesure où elles contiennent ces sels.

Toutes ces propriétés sont celles des eaux sulfureuses en général ; mais on comprend qu'elles soient plus ou moins modifiées, si ces eaux contiennent de l'acide carbonique libre. Celui-ci, en effet, exerce une action calmante et sédative dans certains cas d'éréthisme, surtout chez les malades dont les poumons sont extrêmement irritables, disposées aux congestions pulmonaires, au crachement de sang, etc. La présence de l'acide carbonique dans l'eau sufureuse, modère l'action hypercrinique de l'acide sulfhydrique ; il permet, par exemple, à ce dernier, d'attaquer le bacille de la tuberculose, sans irriter le poumon, sans augmenter la congestion. Il y a donc une distinction importante à établir entre les eaux sulfureuses qui contiennent de l'acide carbonique libre et celles qui n'en contiennent pas, ou presque pas. Les eaux d'Ax appartiennent à cette dernière catégorie, tandis que les eaux de Barèges et de Cauterets appartiennent à la première.

**Classification des sources d'Ax.** — Les sources d'Ax sont caractérisées par ce-fait qu'elles ne contiennent pas, ou presque pas d'acide carbonique libre, et que, par conséquent, chez elles, l'acide sulfhydrique agit avec toute sa puissance. Cette propriété doit rendre leur emploi très prudent dans certaines maladies, et explique comment elles ne sauraient convenir à des personnes qui se trouvent bien des eaux de Cauterets ou de Barèges. Mais précisément, en vertu de cette propriété, nous devons avoir soin de distinguer, parmi nos sources, celles qui contiennent de faibles quantités d'acide carbonique libre, de celles qui n'en contiennent pas du tout, et de former d'abord, ainsi, deux groupes.

En second lieu, les eaux d'Ax étant très décomposables et cette décomposition s'opérant sur plusieurs points dans le sol, nous avons des sources chez lesquelles le principe sulfureux a totalement, ou presque totalement disparu. L'élément qui prédomine alors chez elles, est le *bicarbonate de soude*, ce sont des eaux alcalines ; d'où un troisième groupe.

Maintenant, comme il est à remarquer que l'alcalinité est, d'une manière générale, plus faible dans les eaux du premier groupe que dans celles du second, et dans celles du second que dans celles du troisième, nous pouvons désigner nos trois groupes par les noms suivants : *les sulfureuses, les sulfuro-alcalines et les alcalines.*

Dans ces groupes, il nous est encore possible d'établir des distinctions, dont la plus importante consiste à séparer les eaux riches en *hyposulfite*, de celles qui le sont moins, et de cette manière, nous arrivons à dresser le tableau suivant, qui nous donne toutes les distinctions nécessaires pour l'application de nos eaux à la thérapeutique.

# CLASSIFICATION DES SOURCES THERMO-MINÉRALES D'AX

pour leur usage thérapeutique, d'après le Dr FUGAIRON.

| GROUPE | DIVISIONS | SECTIONS | DEGRÉS | TEMPÉRATURE | SULFURATION | | ALCALINITÉ | | MATIÈRE organique. |
|---|---|---|---|---|---|---|---|---|---|
| | | | | | Sulfure de sodium. | Hyposulfite de sodium. | Alcalinité due aux carbonates | Acide carboniq. | |
| | | | | | GR. | GR. | GR. | GR. | GR. |
| I. Sulfureuses | Sulfhydriquées | 1re section. | Grande sulfureuse.. | 69°,5 | 0.0261 | 0.0104 | 0.0348 | 0.0093 | 0.0082 |
| | | | Joly.............. | 69°,6 | 0.0232 | 0.0073 | 0.0363 | 0.0056 | 0.0055 |
| | | 2e section. | Petite sulfureuse .. | 32°,6 | 0.0228 | 0.0056 | 0.0410 | 0.0028 | 0.0197 |
| | | | Filhol............ | 66°,9 | 0.0222 | 0.0123 | 0.0417 | 0.0025 | 0.0182 |
| | | 3e section. | Longchamps........ | 61°,3 | 0.0199 | 0.0080 | 0.0414 | 0.0078 | 0.0128 |
| | | | Abeilles .......... | 36°,0 | 0.0196 | 0.0066 | 0.0371 | 0.0073 | 0.0098 |
| | Sulfitées...... | 1re section. | Gde source dégénérée | ...... | ........ | de 0.0104 à 0.0120 | un peu augmentée | | |
| | | 2e section. | Filhol dégénérée... | ...... | ........ | de 0.0123 à 0.0140 | | | |
| II. Sulfuro-alcalines. | Sulfurées..... | 1re section. | Viguerie........... | 73°,8 | 0.0226 | 0.0070 | 0.0451 | » | 0.0017 |
| | | 2e section. | Bain-fort.......... | 45°,6 | 0.0179 | 0.0079 | 0.0456 | » | 0.0140 |
| | | | St-Roch à droite.... | 45°,5 | 0.0174 | 0.0095 | 0.0451 | » | 0.0017 |
| | | 3e section. | Mystère............ | 49°,5 | 0.0183 | 0.0060 | 0.0486 | » | 0.0061 |
| | | | Fontan............ | 54°,5 | 0.0160 | 0.0060 | 0.0476 | » | 0.0095 |
| | Alcalinisées... | 1re section. | Mystère dégénéré ... Fontan dégénéré ... | ...... | diminué | | | | |
| | | 2e section. | Alcaline du M.. ... | 56°,0 | 0.0114 | 0.0094 | 0 0450 | 0.0025 | 0.0034 |
| III. Alcalines. | Sulfitées...... | section... | Eau bleue.......... | 40°,8 | 0.0037 | 0.0101 | 0.0571 | » | traces. |
| | Sulfatées.. ... | 1re section. | Pilhes............. | 31°,5 | 0.0025 | 0.0025 | 0.0549 | 0.0012 | 0.0122 |
| | | 2e section. | Montmorency....... | 25°,7 | » | » | 0.0568 | » | 0.0196 |

**Spécialisation des sources.** — Le groupe des sulfureuses se compose des sources dont le degré de sulfuration est le plus élevé et dont l'alcalinité est la plus faible. Elles se décomposent très rapidement par le refroidissement et l'agitation, et laissent dégager une grande quantité d'acide sulfhydrique, ainsi que de l'acide carbonique, en petite proportion.

Ces eaux portent plutôt leur action sur les muqueuses respiratoires que sur la peau. Elles doivent donc être surtout utilisées en inhalation et en boisson.

Pour l'inhalation, c'est l'eau de la *grande sulfureuse*, de l'établissement Modèle, qui doit être préférée. Malheureusement, la direction scientifique de nos eaux laisse tellement à désirer, qu'on n'a pas cru devoir faire installer, dans cet établissement, les appareils d'inhalation et de humage, et qu'on les a installés au Teich, avec l'eau de la source Viguerie, celle de toutes les sources d'Ax la moins propre à cet usage. Dans cet établissement, l'eau de la source *Joly*, dont la composition se rapproche beaucoup de la grande source du Modèle, aurait été bien préférable.

Pour les boissons, les sources de choix sont : la *petite sulfureuse*, de l'établissement Sicre, et la source des *Abeilles*, du Modèle. Leur température respective est 32°6 et 36°. La source des Abeilles contient moins de principe sulfureux que la petite sulfureuse, mais elle contient plus d'acide carbonique. Ces deux sources sont les seules qui doivent être employées dans la phtisie pulmonaire.

L'eau des Abeilles, un peu refroidie, peut être

employée en injections dans les plaies fistuleuses d'origine tuberculeuse.

On prépare aussi des bains forts avec les eaux sulfureuses du premier groupe. Ce sont alors la *grande source* du Modèle et la *source Filhol*, de l'établissement Sicre, qui sont employées. Comme ces eaux se décomposent très vite, le malade doit se déshabiller pendant la préparation du bain et se mettre à l'eau aussitôt que la baignoire est remplie. Le cabinet étant clos, c'est alors, principalement par inhalation, qu'agit le bain, ou par lavage des plaies fistuleuses. Le malade doit constamment agiter l'eau dans sa baignoire ; la température du bain doit être maintenue assez basse, et sa durée ne doit pas dépasser un quart d'heure ou vingt minutes.

Pour ces sortes de bains, des piscines seraient préférables aux baignoires.

On peut également préparer avec l'eau de ces mêmes sources des bains presque complètement dépourvus d'acide sulfhydrique. Le principe sulfureux qui agit alors, est l'*hyposulfite de soude*. De là, le nom de *bains sulfités*, par lequel je les désigne, pour les différencier des premiers dont nous avons parlé et qui sont *sulfhydriques*.

Ces bains sulfités (bains doux serpentinés du Modèle), sont *antiseptiques* et conviennent parfaitement aux plaies qui suppurent, aux fistules, aux ulcérations de l'utérus, etc. Dans les bains du Modèle, la quantité d'hyposulfite varie entre 2 gr. 08 et 2 gr. 40 ; dans ceux de Filhol, entre 2 gr. 40 et 2 gr. 80.

Le groupe des *sulfuro-alcalines* se compose des eaux qui, en général, sont moins sulfurées et plus alcalines que celles du groupe des sulfureuses. L'acide sulfhydrique agit ici avec toute sa brutalité ; et comme elles ne contiennent pas d'acide carbonique libre, la soude qui se produit dans la décomposition n'est pas neutralisée, et on a, dans l'eau, de la *soude caustique*, qui exerce son action sur la peau et les muqueuses digestives et génito-urinaire. Ces eaux doivent donc surtout être employées en bains, et leur usage interne est rarement indiqué.

La décomposition des eaux sulfuro-alcalines a lieu de deux manières : avec précipitation du soufre et l'eau devient alors ou blanche ou bleuâtre, telles sont les eaux *Fontan* (établ. Sicre) et *Mystère* (établ. du Couloubret), ou bien sans précipitation du soufre l'eau restant incolore, telles sont les eaux du *bain fort* (établ. du Couloubret), de *Saint-Roch, à droite*, et de *Viguerie* (établ. du Teich).

Cette dernière se distingue des deux autres par la lenteur de la décomposition. C'est, de toutes les eaux d'Ax, celle qui paraît contenir le plus de soude caustique.

Les bains d'eau sulfuro-alcaline sont très excitants, surtout pendant la décomposition. Dans ceux où il se produit une précipitation de soufre, cette excitation est plus énergique que dans les autres, mais la durée de cette action est de plus courte durée.

On ne doit jamais ordonner en boisson les eaux du second groupe dans une maladie des voies respiratoires ou digestives. Elles déterminent, en effet, souvent de la perte de l'appétit, de l'embarras gastrique, de la constipation ou de la diarrhée. Elles peuvent provoquer aussi une congestion pulmonaire, et des crachements de sang.

Lorsque les eaux sufuro-alcalines ont subi la décomposition, elles ne contiennent plus que de faibles quantités de sulfure, et c'est par le bicarbonate de soude qu'elles exercent surtout leur action. Elles sont alors *alcalinisées*, et peuvent, dans certains cas, être utilisées sous cette forme. Telles sont le *Mystère* et *Fontan*. J'en rapproche l'eau dite *alcaline* du Modèle qui leur ressemble sensiblement.

Le troisième groupe, celui des *Alcalines*, se compose des eaux qui naissent presque entièrement ou même entièrement dépourvues de sulfure. Ce sont les carbonates qui jouent chez elles le principal rôle, et elles en contiennent plus que les eaux des deux autres groupes.

Mais hâtons-nous d'ajouter que cette proportion de carbonates est toujours relativement très faible, et qu'on ne saurait les comparer, sous ce rapport, aux eaux de Vichy ou des stations analogues. En effet, de toutes les eaux d'Ax, celle qui contient le plus de bicarbonate de soude n'en renferme que 0 gr. 065 au plus, tandis que celle de Vichy en contient 4 et 5 grammes par litre.

Nos eaux n'agissent donc pas comme alcalines, car une dose supérieure à 1 gramme est nécessaire pour que les alcalins agissent en tant qu'alcalins, mais comme *eupeptiques*, c'est-à-dire comme activant les sécrétions stomacales et rendant la digestion plus facile. Nos eaux alcalines sont *excitatrices* de la nutrition, tandis que les alcalines véritables sont des *modératrices*.

Quant à l'action des alcalines d'Ax sur la quantité et la densité des urines, dont M. Auphan fait un si grand cas, M. le professeur Germain-Sée a démontré que cette augmentation est tout simplement due à une cause purement chimique et non à des oxydations plus actives.

Les alcalines d'Ax ne sont pas seulement eupeptiques, elles décongestionnent légèrement les muqueuses avec lesquelles elles se trouvent en contact, abaissent la secrétion et, excitant les cils vibratiles, favorisent l'expulsion des produits secrétés. On peut donc employer les eaux du 3ᵉ groupe en boisson et en bains.

En boisson, l'eau *Pilhes* du Couloubret est la seule qui puisse être utilisée, sa température est de 31°5 et elle contient un peu d'acide carbonique libre.

Quant à l'*eau bleue* du Teich, il faut y renoncer comme boisson. En effet, outre que cette eau ne contient pas la plus petite trace d'acide carbonique libre, elle est encore chargée d'une assez forte proportion d'hyposulfite. Or, l'eau hyposulfitée est lourde à digérer et produit des pesanteurs d'estomac. D'ailleurs, la quantité d'hyposulfite n'étant pas suffisante pour passer en cet état dans les urines, tout étant transformé en sulfate, l'action de ce composé à l'intérieur est nul.

Cette eau n'étant ni antiseptique pour l'intérieur, ni eupeptique (au contraire), ni véritablement alcaline, on ne voit pas pourquoi elle a eu dans Ax une aussi grande réputation. Le docteur Auphan, inspecteur de nos eaux, va jusqu'à dire *qu'elle exerce une action dissolvante manifeste sur les calculs vési-caux*. Je trouve que c'est un peu trop se moquer du public. Si l'eau bleue jouissait d'une pareille propriété, Ax verrait arriver tous les ans des malades des cinq parties du monde, et sa prospérité serait à jamais assurée. Malheureusement, il n'en est rien et la thérapeutique cherche encore le médicament qui pourra débarrasser les vessies de leurs pierres.

Mais si l'eau bleue est une mauvaise boisson, elle est excellente en bains, pourvu qu'elle ne soit pas mélangée avec l'eau d'autres sources. Ces bains, à la fois alcalins et hyposulfités, peuvent rendre les plus grands services dans le traitement des affections des organes génito-urinaires.

Les *bains Pilhes* ont en parti fondé la réputation des eaux d'Ax et il en est de même des *bains Mont-morency*. Leur action sédative ne fait l'ombre d'aucun doute.

L'eau bleue et l'eau Pilhes peuvent être aussi utilisées pour le *lavage de l'estomac*, mais nos établissements ne contiennent aucun appareil destiné à cet usage.

### 3° BALNÉOLOGIE ET HYDROTHÉRAPIE

**Eaux non analysées.** — Les eaux d'Ax qui n'ont pas été analysées servent à la balnéologie et à l'hydrothérapie, adjuvants précieux dans plus d'un cas du traitement hydro-minéral.

Les unes mêlées entre elles et par groupes sont employées en *bains* qui n'agissent que par *leur température et leur durée*, et auxquels on ajoute quelquefois de l'amidon ou du son ; tels sont : les *bains*

*Boulies* et les *bains Astrie* au Teich, les *bains Rigal*
au Breilh, les *bains Jeanne-d'Albret* et de la *Gour-
guette* au Couloubret ;

Les autres sont utilisées pour les *douches*, la pulvérisation, etc.

**De la réaction.** — Les pratiques hydrothérapiques ont toutes pour effet de produire la *réaction*,
qui consiste dans l'acte par lequel l'organisme produit des effets inverses de ceux qu'il a éprouvés des
agents extérieurs. En hydrothérapie, cet agent extérieur est l'*eau froide*, appliquée sous diverses formes.

On peut donc définir l'hydrothérapie : *un système
de traitement des maladies au moyen de la réaction
obtenue par l'eau froide.*

L'intensité de la réaction dépend de diverses cir-
constances dont les unes tiennent aux pratiques
hydrothérapiques, les autres à des dispositions indi-
viduelles.

Pour obtenir une réaction franche, énergique, on
emploie les moyens suivants : le malade est chauffé
ou mis en sueur de diverses manières, puis on pro-
jette une douche d'eau très froide, à percussion forte,
d'une application courte ; aussitôt habillé, le malade
fait de l'exercice qui ne doit jamais aller jusqu'à la
fatigue, ou bien il est réchauffé par des frictions.

Veut-on obtenir une réaction peu marquée, le
malade ne sera pas mis en transpiration, on em-
ploiera de l'eau un peu tiède sans percussion et appliquée longtemps ; au sortir de l'eau, la réaction ne
sera favorisée ni par la chaleur ni par l'exercice, on
la laissera s'établir naturellement. Tels sont les
moyens employés pour graduer l'intensité de la réac-

tion. Entre les deux extrêmes que je viens de faire connaître, il y a tous les intermédiaires : eau chaude sans percussion ou avec percussion, etc.

Mais il ne faut pas oublier que la résistance et l'impressionnabilité des malades sont très variables et que, par conséquent, la pratique, qui chez l'un ne détermine qu'une réaction faible, peut, chez un autre, être la cause d'une réaction intense.

**Agents qui préparent la réaction.** — Ceux qu'on emploie à Ax sont : l'exercice, l'étuve et la douche chaude.

L'exercice est le meilleur moyen de préparer la réaction ; tous les médecins hydrothérapeutes sont unanimes sur ce point.

L'*étuve humide limitée*, la seule dont on fasse usage dans notre station, est une caisse dans laquelle le patient est soumis à l'action de la vapeur, tandis que la tête est à l'extérieur. C'est un agent dangereux à employer s'il n'est suivi de l'action de l'eau froide.

Aussi lui préfère-t-on de beaucoup la *douche chaude*, qui fournit rapidement du calorique au patient sans provoquer la sudation.

La composition chimique de l'eau de cette douche chaude n'a aucune influence. « Que ceux qui veulent créer et prôner une hydrothérapie marine, une hydrothérapie bicarbonaté sodique, une *hydrothérapie sulfureuse*, etc., etc., accordent aux eaux dont ils se servent des vertus particulières, on ne le comprend que trop. Quant à nous, nous devons déclarer à nos confrères que, dans une douche de deux, de quinze, de soixante secondes, et même de deux minutes, les éléments chimiques d'une eau minérale quelconque et de l'eau de mer ne peuvent exercer aucune action sur la peau, encore moins sur les tissus sous-jacents (1). »

**Agent direct de la réaction.** — A Ax, c'est toujours la douche froide. Une eau très froide, 10 à à 12°, appliquée pendant peu de temps et avec une forte percussion, détermine une réaction vive. L'eau dégourdie ou franche, 20 à 26°, appliquée longtemps et à faible percussion, ne produit qu'une réaction légère.

On emploie des douches de différentes formes, mais celles vraiment utiles sont les suivantes :

*Douches.*

| I | II |
|---|---|
| Fixes ou verticales. | Mobiles ou latérales. |
| 1° En pluie.......... | En arrosoir. |
| 2° En colonnes...... | En jet. |

La douche froide succédant immédiatement à la douche chaude s'appelle une *douche écossaise*. La douche alternativement chaude et froide est une *douche alternative*.

**Agents qui favorisent la réaction.** — Quand le malade sort de l'eau froide, la réaction commence ou s'accentue si elle est déjà commencée. Le plus souvent elle se fait seule sans aucun moyen adjuvant. Mais quand on veut une réaction vive et quand l'organisme du malade est impuissant à la

(1) E. Duval, médecin en chef de l'institut hydrothérapique de l'Arc-de-Triomphe : *Traité pratique et clinique d'hydrothérapie,* p. 95, 96.

produire, on favorise la réaction par de l'*exercice*, ou par l'emploi de la chaleur si le malade est impotent ; le *maillot sec* est alors généralement employé.

**Douche en cercle.** — Parmi les diverses formes de douche, il en est une qui produit une vive réaction, et qui est des plus utiles chez les lymphatiques : c'est la *Douche en cercle*, dont un seul exemplaire, je crois, existe à Ax. Il se trouve à l'établissement Modèle.

**Bain d'affusion.** — Une baignoire remplie d'eau tempérée et une pomme d'arrosoir au-dessus, dont on règle la pluie à une basse température, constitue ce puissant appareil de sédation.

**Hydrothérapie localisée.** — Tout ce qui précède se rapporte à l'hydrothérapie appliquée dans un but de réaction générale ; mais dans certains cas, on ne cherche qu'une réaction locale. La station d'Ax possède un certain nombre d'appareils destinés à cet usage ; on en trouve dans les quatre établissements. Tels sont les douches périnéales, lombaires, ascendantes, vaginales et utérines.

On doit proscrire ces dernières de l'hydrothérapie et les remplacer par l'*irrigation dans le bain* faite à l'aide d'un entonnoir et d'un tube de caoutchouc.

**Douches pulvérisées, en poussière.** — La station d'Ax possède encore une ou deux douches pulvérisées à coupe mobile et douze appareils de pulvérisation pour douches *oculaires, nasales, auriculaires, pharyngiennes*, etc. Elles sont réparties dans les trois établissements du Teich, du Breilh et du Modèle.

**Durée des applications hydrothérapiques.** — Il faut toujours avoir présent à la mémoire cet excellent précepte de Fleury : « *Une douche trop courte n'a jamais d'inconvénient ; une douche trop longue est toujours dangereuse.* »

# CHAPITRE II

## LE CLIMAT

Dans la cure thermale, l'eau n'est que l'un des moyens d'action, le climat en est un autre. « C'est une faute véritable, dit M. le professeur Jaccoud, que de reléguer au second plan cet agent si précieux de la thérapeutique thermale ; dans plus d'un cas, croyez-moi, il prend une telle importance qu'il domine, ou du moins qu'il doit dominer de très haut la question de la composition chimique de l'eau. »

### 1° LE CLIMAT D'AX

**Caractères généraux.** — Ax se trouve à peu près sur le même parallèle géographique que Perpignan et devrait avoir le même climat que cette ville. Mais tandis que Perpignan n'est qu'à 53 mètres au-dessus du niveau de la mer, Ax est à 710 mètres. Le résultat de cette différence de niveau est que notre station thermale présente des températures moyennes sensiblement les mêmes que celles de Paris, ou, en d'autres termes, qu'elle possède le climat qui serait le sien, si au lieu d'être situé à 42°40' de latitude, elle était placée dans la plaine à 48°50' N.

La température moyenne de l'année est de 10°. La différence entre celle de l'été et celle de l'hiver est de 15°4. Le nombre des jours de gelée est de 86. La quantité annuelle de pluie, de 1 mètre 103 millimètres, répartis entre 115 jours. On y compte en moyenne 14 orages ; le vent du SS W y souffle pendant plus d'un tiers de l'année.

Ce qui différencie surtout le climat d'Ax de celui de Paris, c'est que les journées y sont plus chaudes que dans la capitale et que les nuits y sont plus froides.

**Été et automne.** — La température moyenne de l'été est de 16°3. Elle varie de 5° à 31°, soit un écart de 26°. Cet écart est moindre que celui du printemps, mais plus grand que celui de l'hiver.

De 8 heures et demie du matin à 9 heures du soir, la température ne descend pas au-dessous de 14°. A ces deux heures, la température est la moyenne de la journée. La moyenne des heures ensoleillées est de 23°2 ; à Paris, elle n'est que de 20°5.

Le vent du SS-W est très fréquent, cependant il se laisse un peu dominer par l'W N-W.

Le ciel est beau trente-neuf jours ; il est plus ou moins couvert cinquante-deux jours, et il pleut vingt-sept jours. Mais il faut remarquer que presque toute la pluie tombe au mois de juin. Il ne pleut que sept ou huit jours en juillet et en août. Une douzaine d'orages éclatent sur Ax ou sur ses environs.

Ainsi il ne fait beau l'été à Ax que pendant les mois de juillet et août. Le jour, il fait plus chaud qu'à Paris, mais il fait p    ais la nuit ; c'est ce qui explique comment la t    érature moyenne de l'été à

3.,

Ax n'est que de 16°4, tandis qu'elle est de 18°1 à Paris. Mais le mois de juin est avantageusement remplacé par le mois de septembre.

La *belle saison d'Ax* se compose donc des mois de juillet, août et septembre. Pendant le premier mois, il pleut sept jours ; pendant le second, huit, et pendant le troisième, huit.

L'automne est chez nous presque toujours magnifique. Les variations brusques en 24 heures, de la température y sont moins fréquentes que dans les autres saisons et on n'a pas à redouter l'humidité. Comme je l'ai dit, le *mois de septembre est la continuation de l'été*. La température moyenne est de 15°, et son maximum 26° 5.

Les étrangers ont donc grand tort de quitter Ax aux premiers jours de pluie de septembre, croyant qu'il va neiger. La température n'est réellement froide qu'à la fin d'octobre et il ne neige guère à Ax qu'à la fin de novembre.

**Hiver et Printemps.** — La température de l'hiver varie de 7° 5 à 18°, ce qui fait un écart de 13° ; il gèle 58 jours. De 9 heures du matin à 6 heures du soir, la température ne descend jamais au-dessous de 3° et la température moyenne de ce laps de temps est de 9° 7. Il fait donc le jour, plus chaud qu'à Paris, où la moyenne n'est que de 3° 8.

Le vent chaud du S-SW prédomine. Il souffle trois fois plus que le vent du N-E et que celui du W-NW.

Le ciel est beau 54 jours, plus ou moins nuageux 37 jours, il fait mauvais temps 25 jours, il neige 15 fois.

Le plus mauvais mois est janvier, le plus beau

février. Ce dernier est du reste celui de l'année où il tombe le moins d'eau.

En résumé, température du jour de 9°7 pouvant monter à 18°, vent chaud les deux tiers des jours de la saison ; 25 jours seulement de mauvais temps sur 91, tel est l'hiver d'Ax. On voit qu'il est relativement très beau. Seulement, les soirées et les nuits sont très froides.

A Ax-la-Ville, le soleil se lève à 8 heures 1/2 et se couche à 3 heures ; la durée de l'insolation est courte. Mais sur la splendide terrasse de Sorgeat, dont l'altitude est supérieure à 1,000 mètres, la durée de l'influence solaire est plus longue. Le soleil ne disparaît qu'à 4 heures ou 4 h. 1/2.

Le printemps est la plus mauvaise saison de l'année. Il y neige autant qu'en hiver, il y pleut davantage et le nombre des jours couverts est plus grand. Cette saison est surtout redoutable par son humidité (fonte rapide et en masse des neiges), et par ses écarts énormes de température.

### 2° PROPRIÉTÉS DU CLIMAT D'AX

**Asepticité de l'air, ozone et émanations térébenthinées.** — L'air d'Ax-la-Ville, contient une assez grande quantité de microbes pathogènes, mais dans les environs, en rase campagne, l'atmosphère en est à peu près dépourvue. C'est là, par conséquent, que les malades, obligés de se soustraire à l'influence des germes morbides, doivent habiter. Il est donc nécessaire de construire autour de la ville des maisons isolées, des villas.

Si l'on s'élève au-dessus de 1,000 mètres et en

dehors des villages, l'air est très pur. Dans certains lieux, cet air est en outre chargé d'ozone et d'émanations térébenthinées. Le plateau de *Bonascre* est remarquable sous ce rapport. Par conséquent, cet air est très favorable aux tuberculeux (quelle que soit la manifestation de la maladie), à tous les malades ayant des plaies suppurantes ou des affections des voies respiratoires.

Enfin, l'air est particulièrement pur l'hiver, quand le pays et couvert de neige.

**Excitation due à la diminution de pression atmosphérique**. — Lorsqu'un habitant de la plaine remonte la vallée de l'Ariège jusqu'à Ax, il peut observer en lui les phénomènes suivants : légère accélération de la respiration, circulation plus active, pouls plus fréquent. L'appétit devient bientôt plus énergique, la digestion plus facile et il se produit une excitation fonctionnelle et nutritive remarquable.

Cependant à Ax, dont l'altitude n'est que de 710 mètres, cette excitation est modérée. Mais elle s'accroît si l'on s'élève davantage.

**Effets produits par la température et l'humidité**. — La chaleur stimule modérément entre 15° et 25° centigrades et nous la trouvons agréable ; entre 25° et 35° elle débilite.

A Ax, pendant les mois de juin, juillet, août et septembre, la température ne descend pas au-dessous de 15° avant 8 heures 1/2 ou 9 heures du soir. De 10 heures du matin à 5 heures du soir, elle dépasse 25°. Les minima se produisent vers les 5 ou 6 heures du matin ; or, pendant les mois de juin, juillet et août, ils ne descendent jamais au-dessous de 5° 5.

Il résulte de ces données, que la température exerce son action débilitante à Ax, de 10 heures du matin à 5 heures du soir, et que ce n'est que de 5 heures du soir à 9 heures et entre 8 et 10 heures du matin qu'elle est agréable et légèrement stimulante.

En été, le froid et l'humidité ne sont guère à redouter, dans les jours beaux, que le matin avant 8 heures.

L'action débilitante de la température supérieure à 25° n'a lieu que chez les personnes bien portantes. Chez les personnes délicates, par contre, on remarque plus de vigueur dans toutes les fonctions.

En résumé, le climat d'Ax est modérément excitant, un peu débilitant l'été pour les personnes bien portantes, mais très favorable aux personnes chétives, délicates, ou temporairement affaiblies.

**Plus grande intensité de la lumière que dans la plaine.** — La lumière est beaucoup plus întense à Ax que dans la plaine, et cette intensité s'accroît avec l'altitude des lieux ; l'hiver, la chaleur du soleil est accrue encore par la neige (effets favorables aux chlorotiques et lymphatiques).

**Ax-Bonascre.** — Nous venons de voir qu'Ax ne se trouve qu'à 710 mètres d'altitude, ce qui fait que le climat de montagne n'y exerce que très modérément son influence. Pour le traitement de certaines maladies justiciables des eaux sulfureuses, cette faible altitude constitue une infériorité vis-à-vis d'autres stations thermales plus élevées. Mais heureusement, il se rencontre, près d'Ax, une promenade où sont réunies toutes les conditions désirées en climatothérapie, je veux parler du magnifique *plateau de Bonascre.*

L'altitude de Bonascre est de 1,363 mètres. Dans les mois de juillet et août, la température n'y dépasse jamais 26°5, et la plus basse 3°5. La moyenne est de 13°.

Ce plateau est abrité du vent SS.-W, par une haute montagne, entièrement recouverte d'une épaisse forêt de sapins, ce qui annule l'action débilitante de ce vent qui souffle assez souvent pendant la saison chaude, tandis que l'air contient beaucoup d'ozone et d'émanations térébenthinées. Dans toute son étendue, Bonascre est découvert et exposé au soleil, son pourtour est garni de bois de hêtres et sur son côté ouest, ces arbres forment une magnifique allée naturelle. Au milieu, coule un petit ruisseau qui, en un certain point, forme un petit lac. Vers le sud–est, se trouve une fontaine d'une délicieuse fraîcheur. La pelouse est parsemée de nombreuses plantes aromatiques ; enfin, sous les yeux des visiteurs, se déroule un splendide panorama.

Le trajet d'Ax à Bonascre peut se faire en voiture. Tout un groupe de malades peut donc monter au plateau, vers 9 heures du matin, après le traitement hydro-minéral, y demeurer jusqu'à 4 ou 5 du soir, et s'exposer ainsi, la plus grande partie de la journée, à l'influence du climat de montagne.

Bonascre complète Ax, qui a ainsi l'immense avantage de posséder, à la fois, deux degrés de climat montagnard (1).

(1) Voir à la fin du livre : *Améliorations.*

### 3º EXERCICE ET RÉGIME

**Manières de prendre l'air.** — D'une manière générale, le traitement climato-thérapique consiste à rester au grand air le plus longtemps possible, en suivant une hygiène et un régime convenables.

On peut rester à l'air ou bien immobile ou bien en mouvement, c'est-à-dire en se livrant à un certain exercice. Les résultats suivants, empruntés à M. Dujardin-Beaumetz (1), montreront l'importance de cet exercice dans la vie au grand air.

« Si l'on représente, par le chiffre 1, la quantité d'air qui pénètre, par heure, dans le poumon (quantité qui est de 540 litres), chez un individu couché, ce chiffre augmentera dans les proportions suivantes, si l'individu se livre aux exercices ci-dessous énumérés :

| | |
|---|---|
| Debout...................... | 1 33 |
| Marche modérée......... | 1 90 |
| Marche rapide........... | 4 76 |
| A cheval, au pas........ | 2 20 |
| — au galop...... | 3 16 |
| — au trot........ | 4 50 |
| Natation................ | 4 31 |
| Course rapide........... | 7 00 |

Pour faire pénétrer une aussi grande quantité d'air à la suite des exercices corporels que je viens d'énumérer, il faut augmenter tellement les mouvements respiratoires que l'essoufflement se produit rapidement chez les personnes qui n'ont pas l'habitude de ces exercices gymnastiques. Mais, comme la *gymnastique augmente la capacité respiratoire,*

(1) *L'Hygiène thérapeutique,* p. 19, 1888.

elle permet à l'individu, en faisant entrer plus d'air dans ses poumons, de diminuer le nombre des respirations et d'éviter l'essoufflement. »

**Promenades à pied.** — Pour que les malades puissent prendre l'air comme il leur convient, il faut :

1º Des lieux de repos ensoleillés, d'autres abrités ;

2º Des promenades horizontales, d'autres à pente légère avec de nombreux bancs ;

3º Des sièges commodes, à dossier élevé et mobile, pouvant servir d'abri contre le vent ;

4º Des fauteuils roulants, pour les invalides.

Les promenades à pente légère ne manquent pas à Ax, le Couloubret et l'avenue de la Ville-Vieille sont les meilleures.

Quant aux promenades horizontales, Ax n'en possède pas de disposées *ad hoc ;* on pourrait, cependant, en faire une de très convenable au Couloubret de dessus. En attendant, les malades peuvent aller se promener au parc du Teich.

Les promenades d'Ax sont pourvues de bancs doubles à dossier incommode. Il faudrait qu'on put y trouver des chaises et des fauteuils. Espérons que cette lacune sera bientôt comblée.

**Promenades à cheval.** — Pour l'équitation dans nos pays, il faut des ânes et des chevaux doux, avec des harnais en bon état afin qu'ils ne blessent pas le cavalier. Les étrangers doivent être d'autant plus exigeants sur ce dernier point, que nos loueurs d'animaux le négligent un peu trop.

On trouvera des chevaux aux adresses suivantes :

— 105 —

MM. *Boyé (1), (hôtel) ;
    *Sicre (hôtel) ;
    *Miquel, avenue de la Ville-Vieille ;
    *Trapé, avenue de la Ville-Vieille ;
    *Astrié (Pastafond), rue d'En-Karalpou ;
    Astrié (Baron), route d'Espagne ;
    Bompart (meunier), Ville-Vieille ;
    Garaud (Thomas), au Moulin-Neuf ;
    Garaud (Dominique), meunier, rue du Martinet ;
    Gadal (Casimir), avenue de la Ville-Vieille ;
    Monde (Henri), meunier, près du Couvent ;
    Pesquié (Touillaou), route d'Espagne ;
    Rougé (meunier), au Cousillou.

Le prix des chevaux est proportionné à la longueur ou à la durée de la course, mais il faut débattre ce prix à l'avance, pour éviter toute contestation ultérieure.

Il en est de même pour les ânes, bien que le prix moyen de la course varie de 2 à 4 francs. Voici l'adresse des principaux loueurs:

MM. Francal (Jean), au Cornill ;
    Marty (Jérôme), près l'hôtel Sicre ;
    Mir (Jean), (bachot), rue du Presbytère ;
    Martuchou (meunier), au Sarginié ;
    Veuve Trapé (Tranquille), au Cornill ;
    Trapé d'Entreserre, au Martinet ;
    Trapé (Baptiste), (papisse), au Cornill.

Plusieurs des loueurs de chevaux louent aussi des ânes.

(1) Les noms précédés d'une astérisque sont aussi des loueurs de voitures.

**Gymnastique.** — La station d'Ax ne possède pas encore des appareils de gymnastique. « Nous ne saurions trop insister, dit M. Durand-Fardel, sur la convenance de développer autour des établissements thermaux tous les moyens de faciliter l'exercice et d'y entraîner par le plaisir et par l'exemple. » Puissent les établissements d'Ax écouter ce conseil.

**Du régime alimentaire.** — En général, les baigneurs s'imaginent qu'il n'y a aucun régime à suivre en venant aux eaux. Ils satisfont trop facilement l'appétit énorme que donnent et les eaux et l'air vif des montagnes. On en voit qui passent la journée au café à engloutir des bocks et des verres de liqueurs. Cette intempérance dans le boire et le manger ne peut être que nuisible au malade ; dans bien des cas, elle fait échouer le traitement thermal.

Il faut donc savoir prendre avec modération des mets nombreux qui recouvrent les tables d'hôte, choisir ceux qui entrent dans le régime que vous prescrira le médecin et s'abstenir des autres. Tous les baigneurs ne peuvent se nourrir d'une manière identique, chaque malade a son régime spécial à suivre.

# CHAPITRE III

## Maladies traitées à Ax avec succès.

Quelle est la spécialité des eaux d'Ax ? ou en d'autres termes quelles sont les maladies dans le traitement desquelles les eaux et le climat d'Ax conviennent d'une manière toute spéciale ?

Ce sont, répondrons-nous, les *maladies des femmes* et nous le prouverons un peu plus loin.

Mais les eaux d'Ax ne peuvent-elles pas être employées avec avantage dans d'autres maladies ?

Oui, et d'abord dans la *tuberculose*, soit des membres, soit du poumon. Toutefois, ce sera aux conditions suivantes : 1° la tuberculose du poumon ne sera pas au 3° degré ; 2° les tuberculeux seront des sujets à réaction très torpide.

Ensuite, dans les diverses manifestations de l'*herpétisme*, mais aussi à deux conditions : 1° les malades ne seront pas très pléthoriques ; 2° ou bien, ils n'auront pas un tempérament nerveux très irritable.

Enfin, nos eaux peuvent quelquefois rendre des services dans les affections consécutives aux traumatismes.

## 1° MALADIES DES FEMMES

**Principales maladies.** — Il est d'abord bien entendu que nous ne soignons à Ax que les maladies chroniques, car les maladies aiguës ou les tumeurs ne sont pas justiciables d'un traitement hydro-minéral. Or, les principales maladies chroniques sont au nombre de trois : la métrite, l'ovarite et le phlegmon péri-utérin.

Dans la métrite, qui est la maladie de beaucoup la plus fréquente, il faut distinguer une première période où il y a hyperhémie, congestion, infiltration, et une seconde période où il y a anémie et induration. Il faut, en outre, tenir compte : 1° des douleurs, dont le siège principal est la région lombaire ou le trajet du sciatique ; 2° des troubles de la menstruation ; 3° des troubles du côté des voies digestives, troubles qui finissent par amener à leur suite : 4° la chlorose et l'anémie avec leurs accidents nerveux, tels que : 5° les névralgies faciales et intercostales.

**Eaux minérales.** — Les diverses périodes de la maladie, tous les troubles concomittants trouvent dans la station d'Ax des moyens de traitement efficace. Les eaux Montmorency, Pilhes au Couloubret, alcaline du Modèle, eau bleue du Teich, Mystère et bain fort du Couloubret, sont successivement employées soit en bains, soit en boisson et j'ose dire que dans aucune autre station thermale, on ne peut trouver une série graduée de sources comparables, sous ce rapport, à celle d'Ax. Tandis qu'à Ussat et à Saint-Sauveur on ne peut traiter que certains cas de la métrite chronique, à Ax, par le climat et par la variété très grande des eaux, on peut traiter la maladie quelle que soit la période et la constitution de la personne ; nos eaux répondent à toutes les indications. Et ces eaux ont fait leurs preuves, car la cure des maladies des femmes a fait, au début, la réputation de nos thermes.

**Climatothérapie.** — Le climat d'Ax, modérément excitant, convient plus aux femmes malades que celui de Saint-Sauveur dont l'altitude est beaucoup plus élevée, et il est préférable aussi à celui d'Ussat, où l'intensité des rayons lumineux n'est pas aussi forte à cause des grandes ombres des montagnes.

**Régime.** — Enfin, le régime alimentaire qui convient aux femmes malades, est des plus faciles à suivre chez nous, vu l'excellente viande de mouton dont on y fait usage, du poisson qui abonde, et des *lentilles de Prades* qui méritent une mention spéciale pour leur goût agréable et la *quantité de fer* qu'elles renferment.

**Hydrothérapie.** — Inutile d'ajouter qu'Ax possède toutes les ressources hydrothérapiques adjuvants indispensables du traitement hydro-minéral et climatothérapique dans les maladies des femmes.

2° TUBERCULOSE

**Principales affections tuberculeuses.** — La tuberculose est une maladie virulente, infectieuse, due à la présence dans l'économie du bacille de Koch. Toutefois, le bacille ne suffit pas pour produire la tuberculose, il est encore nécessaire que l'organisme soit en déchéance, atteint d'une insuffisance de nutrition dans son sens physiologique le plus étendu qui peut être *héréditaire* ou *acquise*.

Qu'un individu débilité soit par héridité, soit par acquisition, subisse en un endroit quelconque de son économie un état déterminant, sur ce point, une hyperhémie fonctionnelle ou pathologique, cet endroit deviendra un lieu de moindre résistance où les germes pulluleront, il s'y produira une *tuberculose locale*, affectant des signes physiques variables dépendant de la manière d'être des deux facteurs principaux : l'élément infectieux, la constitution du sujet ; et accessoirement d'un troisième, la cause hyperhémiante.

La tuberculose peut se généraliser, mais elle peut aussi demeurer locale. C'est cette *tuberculose localisée* qui est seule justiciable du traitement thermal.

La tuberculose locale se manifeste dans la peau (lupus), le tissu cellulaire (tuberculome ou abcès froid), dans les ganglions lymphatiques (adénite tuberculeuse ou écrouelles), les fistules à l'anus, dans les articulations (arthrite tuberculeuse ou tumeur blanche), dans les os (ostéite tuberculeuse ou carie), dans les poumons (phtisie pulmonaire), etc.

**Eaux minérales.** — Nos sources hydro-minérales répondent à plusieurs indications du traitement. Par l'acide sulfhydrique, elles attaquent le bacille, par le principe alcalin et les hyposulfites, elles agissent sur l'inflammation et la suppuration. Mais, sauf pour la phtisie pulmonaire, il faut qu'une condition soit remplie pour que les eaux soient efficaces ; il faut qu'il existe des trajets fistuleux. Sans cela, l'eau sulfureuse ne pourrait pas être mise en contact direct avec la lésion et les produits caséeux ne pourraient être éliminés.

La *source Filhol* du Breilh, les *eaux sulfitées* et la *grande source* du Modèle sont employées en bains généraux ou locaux, en lotions et injections. La *petite sulfureuse* du Breilh, la source des *Abeilles* du Modèle, quelquefois l'eau du *Mystère,* au Couloubret, servent de boisson. La grande source du Modèle devrait être utilisée pour l'inhalation.

Le traitement hydro-minéral de la tuberculose chirurgicale est très long, mais ce qu'il y a de certain, c'est qu'outre de nombreuses améliorations, on constate à Ax pour plus d'un quart de guérisons.

**Climatothérapie.** — Par le seul fait de venir à Ax et d'y vivre au grand air, le tuberculeux se soustrait aux éléments de contagion auxquels il est sans cesse exposé dans les villes. Par suite de l'intensité de la lumière plus forte que dans la plaine, ses chairs se colorent et se raffermissent, par suite de la diminution de pression toutes ses fonctions sont excitées. A tous ces effets, s'ajouteront encore ceux produits par l'ozone et les émanations thérébentinées, s'il va passer sa journée à Bonascre.

**Hydrothérapie et Régime.** — L'exercice et l'hydrothérapie seront, pour le tuberculeux, les moyens d'augmenter sa force de résistance, et à la respiration d'un air pur et en quantité, il ne lui restera plus, pour compléter son traitement, qu'à se soumettre à l'engraissement. Pour cela, il faut que le régime hydro-carburé soit maintenu en excès sur le régime carné. Or, Ax fournit d'excellents légumes et un *lait* d'un goût exquis, dont les tuberculeux pourront boire, par jour, deux litres ou deux litres et demi.

**Scrofule et Lymphatisme.** — A part les phtisiques, les autres tuberculeux étaient, autrefois, appelés des *scrofuleux*. Or, il est aujourd'hui admis que la vraie scrofule est identique pour une part de ses manifestations, à la tuberculose, et pour l'autre part, à la syphilis héréditaire tardive. Voilà pourquoi nous ne parlons pas ici de scrofuleux.

D'autre part, il ne faut pas confondre avec la prétendue scrofule, le lymphatisme des enfants. Celui-ci n'est qu'un état en général transitoire (bien qu'il puisse devenir permanent), état qui est dû à l'activité de la nutrition et à l'accroissement. Quand les enfants sont débilités, ils sont sujets aux éruptions impétigineuses, aux engorgements ganglionnaires, aux engelures du nez, aux angines, aux catharres nasopharyngiens, etc., mais ce n'est point de la scrofule.

Le bain Viguerie, le bain Fort, l'eau Pilhes en boisson, etc., modifient complètement le lymphatisme des enfants.

## 3° HERPÉTISME

**Principales manifestations.** — L'herpétisme est une maladie constitutionnelle à longues périodes, essentiellement héréditaire, non contagieuse, caractérisée par des désordres dynamiques des fonctions nerveuses et des lésions trophiques, des téguments, des systèmes locomoteurs et sanguins.

Cette maladie consiste essentiellement en un *vice*

*de la nutrition*, liée à un *désordre de l'innervation.*
Son traitement doit donc consster à attaquer le
désordre local et à modifier la condition générale de
l'organisme qui le produit et l'entretient.

Parmi les désordres dynamiques ou fonctionnels,
les *névralgies* et les *viscéralgies* sont ceux qui se présentent le plus souvent.

Les lésions de la peau sont très nombreuses,
citons : le *prurigo*, l'*urticaire*, le *lichen*, le *psoriasis*,
le *pityriasis*, l'*eczéma ;* les lésions des muqueuses
sont : la *rhinite chronique*, l'*angine granuleuse*, la
*laryngite chronique*, la *trachéo-bronchite*, l'*emphy-*
*sème*, la *dyspepsie chronique* et l'*entérite membra-*
*neuse.*

Les lésions des articulations sont connues vulgairement sous le nom de rhumatisme chronique. Ainsi,
l'*arthrite mono-articulaire* ou *polyarticulaire*, est
le rhum. chr. simple ou sub-aigu, l'*arth-déformante*
*partielle* est le rhum. chr.partiel, *l'arth. déformante*
*généralisée* est le rhum. chr. généralisé ou progres-
sif, rhum. goutteux, etc.

Enfin, les lésions des vaisseaux consistent en
varices avec ou sans *ulcères*, en lésions *athéroma-*
*teuses* des artères, avec *insuffisance aortique* ou
*mitrale.*

**Eaux minérales.** — Nous avons, à Ax, des
sources qui s'appliquent très bien au traitement des
désordres dynamiques, tels sont : Montmorency,
Pilhes, etc., du Coloubret.

Quant aux lésions de la peau, une seule est justiciable des eaux d'Ax, c'est l'eczéma. Il s'améliore ou
guérit, dans la proportion de 76 p. 100. Mais les

autres lésions sont rebelles ou à peu près rebelles à tout traitement hydro-minéral. Si quelquefois on a cru les guérir, c'est qu'on a pris pour une de ces lésions véritables, une *variété d'eczéma*, car celui-ci se présente sous diverses formes qui simulent d'autres maladies de la peau. Pour le traitement de l'eczéma, toutes les sources sont mises à contribution.

Les affections des voies respiratoires et digestives sont traitées avec succès par les sources de la petite sulfureuse (Établ. Sicre), des Abeilles (Etabl. Modèle), Pilhes (Couloubret), etc.

Le traitement des *ulcères* ne donne pas beaucoup de résultats satisfaisants, et il en est de même des *lésions athéromateuses*.

**Hydrothérapie.** — L'hydrothérapie joue le plus grand rôle dans le traitement de l'herpétisme et particulièrement des lésions des articulations (rhumatismes). On obtient, à Ax, de réels succès au moyen des douches de toute nature, des étuves et des *bains mélangés*, n'agissant guère que par leur température. Les douches servent aussi puissamment à modifier la condition générale de l'organisme.

**Climatothérapie.** — Le climat d'Ax-la-Ville convient très bien aux rhumatisants et aux athéromateux auxquels le séjour de Bonascre doit être interdit. Mais cette interdiction n'existe pas pour les malades atteints de catarrhes chroniques, du pharynx et des bronches. A ceux-ci, le séjour de Bonascre est indiqué. Les uns et les autres doivent se garder de l'humidité.

**Régime alimentaire.** — Le régime herbacé doit l'emporter sur le régime carné. On usera modérément du vin, on s'abstiendra des bières étrangères et, dans bien des cas, ces boissons pourront être remplacées par du thé noir, léger et chaud. Rien n'est plus facile que de suivre, à Ax, ce régime.

**Lésions traumatiques.** — On soigne, chez nous, avec de grands avantages, les accidents éloignés des fractures, des luxations et des blessures par armes de guerre. Les articulations restées douloureuses, à la suite d'entorses ou de luxations, recouvrent rapidement la souplesse et la force par les eaux sulfureuses les plus fortes.

Les douches donnent de bons résultats dans les douleurs des cals d'origine névralgique.

Mais j'ai le regret d'ajouter que faute de statistique il est impossible de dire quelque chose de précis au sujet des lésions traumatiques.

# TROISIÈME PARTIE

# EXCURSIONS AUX ENVIRONS D'AX

## CHAPITRE PREMIER

### VALLÉES ET CASCADES

Les excursions dont je vais parler dans ce chapitre sont les moins pénibles et peuvent se faire en voiture (1). Néanmoins pour voir certains sites, il faudra descendre et faire de petites promenades à pied. Les touristes devront donc se munir de chaussures à fortes semelles et à talons bas et larges afin de ne se point blesser les pieds, et aussi d'un bâton de bois solide et léger avec une pointe de fer. Il procure plus de sûreté dans la marche et épargne au corps beaucoup de fatigue. Il faut seulement proportionner son épaisseur au poids du corps du touriste. Enfin, il faut avoir soin d'emporter toujours avec soi un pardessus.

1° VALLÉE DE L'ARIÈGE EN AVAL D'AX

**Savignac** (1 kil. 500.) — La route nationale au-dessous d'Ax va en s'abaissant par une pente assez

(1) Loueurs de voitures, voyez page 105.

4.

marquée, pour atteindre au point voisin de la limite du canton qu'on appelle le *Castelet* une différence de 50 mètres. La vallée assez resserrée à la sortie d'Ax, s'ouvre vers le rocher du *Malazéou* situé sur la route, et se referme au Castelet. Le bas fond de cette partie ouverte, forme une plaine constituée par des alluvions quaternaires et récentes déposées au sein d'un ancien lac, alimenté par le glacier qui dans les derniers temps géologiques, couvrait les deux flancs de la vallée. L'existence de cet ancien glacier est mise hors de doute par les roches usées et moutonnées des montagnes, entièrement composées de granit et de granulite sur la rive gauche, et de schistes archéens sur le côté droit de la route.

Le village de Savignac, bâti sur l'un des côtés de la plaine (rive droite), n'offre rien de remarquable, si ce n'est l'intérieur de son église en style de la renaissance. Les décors du sanctuaire de style Louis XIV et le rétable en bois ont quelque valeur.

**Cascade de Nagear.** — Sur la rive gauche, on aperçoit un peu en amont du village, une grande fissure, au milieu de laquelle coule le ruisseau de *Nagear* ou *Nachar*, formant une belle cascade. Si vous désirez la voir de près, traversez à pied la grande place du village ainsi qu'un pont jeté sur l'Ariège et vous trouverez un sentier qui vous conduira au lieu désiré.

La cascade glisse sur une roche presque verticale et tombe dans un grand bénitier qui laisse échapper l'eau par vingt échancrures. Pour voir la chute dans toute sa beauté, il faut s'approcher tout au bord du bassin et se laisser même envelopper par le nuage de gouttelettes qui s'élève comme une poussière de neige. Une grande fraîcheur règne en ce lieu presque toujours à l'ombre.

Les promeneurs regretteront avec nous, qu'on n'y ait pas construit un chemin plus commode ainsi qu'un petit chalet de bois, car on pourrait y faire de délicieuses parties de plaisir.

Les amateurs de plantes pourront recueillir dans les environs, l'*orchis-maculé*, la *digitale de pourpre*, la *grande gentiane*, le *myosotis alpestre*, la *parnassière des marais*, le *géranium des Pyrénées*, la *violette cornue*, etc.

**Le Castelet** (4 kil. d'Ax.) — On remonte en voiture, et on parcourt la belle plaine cultivée de Savignac qui se termine par un passage assez étroit, le *pas estreït*, où autrefois les brigands attendaient les voyageurs. Sur la rive gauche de l'Ariège on aperçoit le hameau du Castelet et un ruisseau qui descend de la montagne. Le cône de déjection de ce ruisseau s'est tout à coup accru d'une façon énorme, par suite d'éboulements qui eurent lieu à la suite des grandes pluies de 1875. Deux personnes furent victimes de cette inondation, et l'on voit encore au milieu des champs, les blocs entraînés par l'eau boueuse.

**Chute de l'Ariège.** — Le long du village, le cours de la rivière est tranquille, mais un peu plus loin, l'eau se précipite en fumant dans un lit de roches dures, découpées et singulièrement façonnées par les eaux.

Traversez le passage à niveau qui se trouve vers le 4ᵉ kilomètre et arrivez au vieux pont, pour regarder d'abord en amont, puis en aval, et vous aurez sous vos yeux, deux superbes paysages.

Faites quelques pas de plus et entrez par la grille dans la propriété de M. Astrié. A l'extrémité d'une allée d'ormeaux et de platanes, vous pourrez contempler à votre aise l'imposant tableau qui se dresse devant vous.

Sous l'arche d'un pont antique, l'Ariège laisse tomber ses eaux aussi blanches que du lait au fond d'un gouffre creusé dans la roche. Des canaux ménagés des deux côtés des parois verticales de la crevasse, laissent échapper leurs eaux en cascades fumantes, entre les branches retombantes des arbustes et des ronces qui couvrent les deux rives, les longues herbes et les mousses qui tapissent les rochers. Le bruit produit par toutes ces chutes, donne le frisson. L'onde écumante qui tourbillonne dans l'abîme et éblouit la vue s'en échappe avec furie en bondissant à travers d'énormes blocs qui barrent le cours de la rivière et que celle-ci a réussi à échancrer ou à perforer.

Enfin, voulez-vous encore changer le point de vue et en même temps l'agrandir, gravissez le flanc un peu abrupt de la colline rocheuse située sur la rive gauche, et en 10 minutes environ vous arriverez sur le monticule qui domine le tunnel et le pont du chemin de fer. De l'avis de tous les touristes, le panorama qui se déroule à vos regards est sans égal dan les Pyrénées.

## 2° VALLÉE DE L'ORIÈGE

**Pont de la Galline.** — La vallée de l'Oriège n'est que la prolongation de la partie de la vallée de l'Ariège que nous venons de visiter. Elle débouche au pont de la Galline (prononcez Gaïlline), sur la route d'Espagne, et à 500 mètres environ de la sortie d'Ax.

Immédiatement au-dessous du pont, on remarque une vieille arche envahie par les herbes, et qui ne manque pas d'intéresser le peintre paysagiste.

Quittez la route nationale et prenez le chemin carrossable qui est à gauche. Presque partout, il est taillé dans le roc et cotoie à une assez grande hauteur la rivière qui court en grondant au fond de l'étroite crevasse dont les parois sont couvertes d'arbres et de fleurs sauvages. Deux rochers qui s'en détachent ont permis de jeter un pont hardi sur le torrent, c'est le pont de *Petchès*.

Un peu plus loin, des champs de seigle et de pommes de terre, soutenus par des murs de pierre sèche, s'étagent à votre gauche, tandis que du côté droit, la montagne haute et raide est couverte de hêtres et de sapins.

**Château d'Orgeix.** — A 2 kilomètres environ du pont de la Galline, vous apercevez sur la rive gauche de l'Ariège le château d'Orgeix, avec les ruines d'une ancienne forge à la catalane. De longues allées plantées de vieux ormes impénétrables aux rayons du soleil et bordées par un canal et la rivière maintiennent en ce lieu une délicieuse fraîcheur. Autrefois, l'entrée de la propriété n'était pas interdite aux visiteurs.

Continuez de suivre la route qui se trouve maintenant presque au niveau de la rivière et vous pénétrez dans une petite plaine, vers le milieu de laquelle est bâti le village d'Orgeix (165 habitants et à 3 kilomètres d'Ax).

Cette plaine au niveau de l'eau était autrefois un marais dont on peut voir encore des restes. Le nom d'Orgeix, de deux mots basques, *Ur* et *Geza* (eau douceâtre), dont on a fait Ourgez et Orgeix, s'explique par ce fait.

Les botanistes trouveront là : le *jonc de Gérard*, le *potamot flottant* et le *jonc à fruits lustrés*, avec de nombreuses plantes aromatiques, entre autres le *petit calament*, le *gléchome à feuilles de lierre*, la *menthe des champs*, le *galéobdolon jaune*, etc.

En remontant encore la vallée vous rencontrez, à 2 kilomètres plus loin (5 kilomètres d'Ax), le village d'Orlu (350 habitants). Il est bâti aux pieds des montagnes de la rive droite et domine une petite plaine semblable à celle d'Orgeix, mais encore plus marécageuse. Le nom d'Orlu, du basque *Ur* et *lu, lo, loi* (eau boueuse) indique clairement qu'anciennement, cette plaine était aussi un marais.

**Forge d'Orlu.** — Après avoir traversé le village, continuez votre route, au bord de laquelle vous pourrez ramasser la *réglisse bâtarde* et vous arriverez, après un parcours de 3 kilomètres, à l'ancienne forge d'Orlu où se trouvent une habitation et un parc magnifique.

Descendez de voiture avant d'entrer et demandez à M^me Anduse, propriétaire de ces lieux, la permission de visiter le parc. Si cette permission vous est accordée, recommandez à tout le monde, et particulièrement aux enfants, de ne pas toucher aux fleurs et aux mousses qui tapissent les rochers.

Vous ne vous lasserez pas d'admirer les belles fougères qui croissent à l'ombre des grands arbres et près des chutes d'eau. Vous remarquerez surtout la belle chute de la rivière, à 200 mètres en amont de la forge. Si vous êtes en transpiration, ne vous laissez pas saisir par la poussière humide et le souffle glacé qui s'en élèvent.

**La cascade de Gnoles.** — Passez sur la rive gauche, un grondement semblable à celui d'un tonnerre lointain, mais qui augmente à mesure que vous vous enfoncez sous le bois, vous avertit de l'approche de la cascade de Gnoles.

Celle-ci se précipite d'une hauteur de 300 mètres, en trois nappes superposées, qui finalement viennent tomber sur une roche plate, lisse et inclinée. Mille gerbes en jaillissent de toute part avec fracas.

**Plus loin.** — Au parc d'Orlu finit la route carrossable; plus loin, le pays est tout à fait sauvage, quoique offrant çà et là des sites plus riants. Un pont, dont l'origine est attribuée aux Romains, le ruisseau de Justinia, qu'on dit avoir été ainsi dénommé par ces soldats, vous conduisent à la mine d'or d'En-Batswillad (prononcez Batsouillade), où l'on peut visiter, dit-on, un ancien puits d'exploitation à cinq étages.

### 3° VALLÉE DE L'ARIÈGE EN AMONT D'AX

**Les Baserques.** — La partie de la vallée de l'Ariège située en amont d'Ax est une des plus pittoresques et des plus accidentées de la contrée. Il vous faut, cette fois, traverser le pont de la Galline et parcourir la route d'Espagne.

A peine a-t-on dépassé le rocher où s'élevait autrefois le château des Maures qu'on aperçoit à sa droite, sur le flanc de la montagne coupée d'arbres et de prairies, 3 hameaux distants l'un de l'autre de 500 mètres environ. Ce sont les trois Baserques ou Ax-les-Hameaux. Leur population, qui ne dépasse pas 400 habitants, vit principalement de l'élève du bétail. Ce nom de Baserq ou mieux Baserch est l'analogue du basque *Baserria*, qui veut dire maison de campagne, maison rustique. En langue romane, les Baserqs s'appelaient *Beseras* ou *Beceras*.

Du point où nous sommes, la vallée paraît parfaitement close au sud, et le touriste cherche inutilement une issue pour aller en Espagne.

**Runac et Berduquet.** — A 3 kilomètres et demi d'Ax, derrière un élégant mamelon, un lieu *caché*, où à l'époque celtique devait s'élever le petit village de Runac, vous présente un étroit défilé qui laisse seulement passer la rivière et la route. Les deux côtés sont formés par des montagnes qui ressemblent à deux immenses amoncellements d'arbres et de rocs, œuvre des Titans.

A l'extrémité de ce défilé, sur un petit plateau qui domine la gorge, dut s'élever, à l'époque romaine, la petite forteresse de *Verduquet* ou *Berduquet*.

Les deux extrémités du défilé sont marquées par deux ponts qui prennent leur nom de l'endroit où ils sont construits.

**Gorge de Mérens.** — On tourne brusquement à gauche, et un spectacle inattendu se présente à vos regards. Dans ce lieu, séparé du reste du monde, s'élèvent deux chaumières et l'arcade d'un vieux pont (1). Des deux côtés, les flancs des montagnes sont recouverts de noisetiers, de hêtres et de sapins. Trois nuances de vert colorent le paysage, et le vert sombre des sapins qui dominent sur les crétes se noie brusquement dans l'azur du ciel.

A l'entrée de la gorge, du côté de Verduquet, un ruisseau d'une eau limpide comme le cristal se laisse tomber lentement de roc en roc, et tour à tour disparaît parmi les arbres ou se montre dans les éclaircies. Des lichens blancs forment partout sur le granit des ciselures bizares. A l'autre extrémité du côté de Mérens, d'énormes blocs détachés des sommets présentent une multitude innombrable de touffes de genêt et de belles fougères donnant au paysage un aspect singulier.

Le silence de cette solitude n'est troublé que par le bruit monotone du torrent ou par la clochette de quelque animal qui broute dans les bois. Parfois, une petite fille, vêtue de haillons, les cheveux épars, l'air sauvage, sort tout à coup de dessous le feuillage et vient vous offrir un bouquet de fleurs de la forêt. Elle demande un sou. Au-dessus de votre tête, sa chèvre perchée sur un rocher vous regarde en bêlant et semble vous dire : c'est pour moi.

L'ombre envahit de bonne heure ce lieu retiré ; une fraîcheur humide vous saisit. Une brise légère descend des hauteurs courant sur la bruyère et

______

(1) Le pont moderne qui se trouve vers cet endroit porte le nom de pont du Fraré.

caressant les genêts. Toutes les senteurs des bois et des fleurs sauvages arrivent jusqu'à vous; et quand la nuit a étendu son voile dans les hauteurs du ciel, les arbres semblent s'allonger et se remuer avec des soupirs étranges; des ombres silencieuses sortent lentement de chaque anfractuosité de la montagne et des oiseaux de nuit viennent crier à vos oreilles. L'eau qui réfléchit la pâle clarté des étoiles produit çà et là des miroitements mystérieux. Sur les rives s'élèvent comme des fantômes de blanches vapeurs.

**Mérens.** — La végétation s'appauvrit et disparaît en continuant votre route. A votre droite, des rocs énormes, amoncelés au pied de la montagne, deux rochers très élevés, arrondis et ébréchés comme deux tours immenses, font penser aux ruines d'un château de géants, autrefois destiné à garder le passage.

Bientôt vous arrivez au pont de *Lareng*, et de là, vous apercevez le village de Mérens.

C'est un village de 704 habitants, à 8 kil. 280 d'Ax, et à 1,055 mètres d'altitude. Ce bourg avait, au XVII⁰ siècle, une certaine importance, il possédait un consulat et une châtellenie. Plus anciennement, il existait, au village de dessus, un monastère. On y voit encore les ruines d'une église romane, avec absides et tour carrée en pierres appareillées.

Mérens est le point d'émergence de sources thermales sulfureuses (1), également situées au village de dessus. Ces sources ne sont point captées. Près de l'une d'elles, on a creusé, dans le sol, une sorte de

(1) Voir l'appendice à la fin du livre.

baignoire où les gens du pays vont quelquefois se baigner. Il s'y forme un beau dépôt de *Beggiatoa roseo-persicina* (algue microscopique rouge).

Les étrangers trouveront une table excellente, du bon vin, et surtout du jambon délicieux, chez MM. Mouychard-Blazette, Sicre-Tarride, Canal-Panroi et Mouychard-Cabot.

**Saillens.** — La vallée est presque fermée, à la sortie de Mérens, par des rochers qui forment un petit contrefort se détachant de la rive gauche, mais elle s'ouvre bientôt après, son fond étant occupé par une plaine assez vaste, où s'élèvent quelques métairies. Au pied des montagnes de la rive gauche, on aperçoit un *dolmen ;* sur celles de la rive droite, les sapins ne tardent pas à disparaître, et les deux côtés de la vallée deviennent de plus en plus arides et nus.

A 6 kilomètres de Mérens, on arrive aux lacets de Saillens, et dans le lit d'un petit ruisseau, à 20 minutes d'ascension, on trouve une source sulfureuse froide, qu'on appelle la source Timbal. On dit que, prise en assez grande abondance, elle est très purgative. Si un jour, quelqu'un veut la capter, la mettre à l'abri du mauvais temps, et construire auprès quelques cabinets d'aisance, ornés de sapins ou de bouleaux, cette source pourra rendre des services à la thérapeutique.

**Cascade des Bésines.** — A un kilomètre plus loin, on franchit le torrent des Bézines, qui forme une jolie cascade, recommandée à l'attention des touristes, surtout aux mois de juin et de juillet.

L'eau qui se brise de roc en roc laisse se dégager

une blanche poussière qui décompose les rayons du soleil couchant et s'enlumine de couleurs de l'arc-en-ciel.

**L'Hospitalet.** — Enfin, à 17 kilomètres d'Ax, on parvient à l'Hospitalet, petit village de 140 habitants, à 1,436 mètres d'altitude et construit entre deux grands rochers. On y trouve deux hôtelleries, recommandées aux voyageurs, celles de M. Astrié-Couzy (fils aîné), et de Mme Astrié (la Patrie).

Le jambon y est encore meilleur qu'à Mérens, et le vin du Roussillon, vieilli dans le pays, et appelé *Rancio*, y est incomparable.

L'origine de l'Hospitalet est des plus curieuses. En 1003, un chevalier d'Embetg (Serdagne), qui possédait le pays compris entre la frontière et Sailliens, se trouva pris par le tourbillon de neige, au lieu où est actuellement bâti l'Hospitalet. Il faisait nuit et le malheureux allait succomber lorsqu'il fit vœu, s'il échappait à la mort, de faire élever, en cet endroit, une hôtellerie et une chapelle, dédiée à Sainte-Suzanne, patronne de sa mère. En même temps il ouvrit, de son épée, le ventre de son cheval, en arracha les entrailles et se mit à leur place. Par ce moyen, il se réchauffa, put attendre le jour et retrouver sa route. Il tint la promesse qu'il avait faite.

En suivant le chemin non carrossable qui longe la rive gauche de l'Ariège, pendant 1,500 mètres environ, on arrive à la Cabane des douaniers. A une centaine de mètres en amont, on se trouve sur le sol de la République d'*Andorre* (1).

(1) Voir, plus loin, page 149.

Les rochers qui dominent l'Ariège, en cette région, furent le théâtre d'un drame historique intéressant à rappeler. En 731, le vali Munuza ou Othman-abi-Nessa, gouverneur de Livia, avait épousé Lampagie, fille du duc d'Aquitaine, et cherchait à se rendre indépendant. L'émir d'Espagne, Abd-el-Rhaman, dirigea contre lui une armée. Munuza s'échappa de Livia, traînant avec lui sa jeune épouse, et se dirigea vers Toulouse. Arrivé près de l'Hospitalet et se croyant en sûreté, un lieu couvert de verdure l'engagea à faire prendre un peu de repos à sa compagne harassée de fatigue et se soutenant à peine. Mais les soldats de l'émir l'avaient poursuivi. Au bruit de leur pas, il recourut à ses armes, mais sa belle épouse lui fut enlevée. Désespéré, il se précipita du haut des rochers dans l'Ariège. Quant à Lampagie, l'histoire rapporte qu'elle fut envoyée au sérail de Damas.

# CHAPITRE II

## FORÊTS ET PICS

Les courses dont nous allons entretenir le lecteur peuvent en partie se faire en voiture, mais il y a plusieurs difficultés. En général, on les fait partie à cheval ou à âne, et partie à pied. Le chemin qu'il faut parcourir à pied est long et pénible, et c'est ici surtout qu'on a besoin de longs bâtons et de bonnes chaussures. Une coiffure légère et qui en même temps préserve bien la tête et le visage des rayons du soleil, est de toute rigueur. N'oubliez pas non plus d'emporter de quoi vous couvrir, car il fait parfois très frais sur les hauteurs où le temps est brusquement variable. Il est aussi de toute nécessité d'amener avec soi un âne chargé de vivres pour le déjeuner.

### 1° HAUTEURS DU SUD

**Le bosquet d'En-Castel.** — Traversez le pont jeté sur le confluent des deux rivières de Mérens et d'Orlu et au pied de la montagne vous vous trouverez dans le bosquet d'En-Castel. Vous pourrez à votre aise fouler la verte pelouse à l'ombre des grands châtaigniers, ou si vous aimez la solitude, vous avancez sous bois, en suivant le sentier, vers une énorme roche qui surplombe, et qui à l'âge de la *pierre polie* servit d'abri à quelque famille de pâtre ou de pêcheur.

Montez un peu plus et vous serez sur les rochers où se dressaient jadis les fourches patibulaires. Regardez au sud-ouest et vous verrez un vallon profond et très boisé, qu'on nomme le *Trou des Fourches*. Là, vous serez à peu près sûr d'être seul.

**Col-Majou.** — Si vous voulez faire l'excursion sur les hauteurs jusqu'au pic du Saquet, ou seulement une partie de cette course, trouvez-vous sur le pont d'En-Castel vers 6 heures du matin. Vous ferez l'ascension de la montagne qui se dresse devant vous et qui est appelée *Pointe-Couronne*, en suivant la route tracée par le génie militaire, de manière à arriver au lieu dit *Col-Majou*, avant le lever du soleil. La chaleur pourrait autrement vous incommoder.

De ce lieu qui marque le point où la route contourne la montagne, la vue s'étend sur les vallées d'Ax et de Savignac, et la contemplation de ce panorama mérite bien un moment d'arrêt.

A partir de Col-Majou, la route traverse presque horizontalement une magnifique forêt de hêtres formant au-dessus de vos têtes un berceau non interrompu. Ça et là, le gazon est parsemé de champignons parmi lesquels il est facile de remarquer le superbe *faux-oronge* dont le stipe blanc est surmonté d'un chapeau rouge vif avec des tâches blanches.

Vous arrivez ainsi au *Roc-dé-Baoulou*, au pied du bois de *Las-Planos*.

**Bonascre.** — Abandonnez la route qui conduit au fort projeté par le génie militaire, et gravissez par de nombreux lacets à peine tracés, le bois de Las-Planos, vous arriverez au plateau de *Bonascre*, dont nous avons déjà parlé. Il y a environ 1 h. 1/2 ou 2 heures que vous marchez.

Là, se trouve une vaste pelouse où dominent les plantes aromatiques. L'atmosphère environnante, toute imprégnée de ces odeurs balsamiques, porte aux poumons un air bienfaisant et salutaire qui les restaure et les excite. Sur le côté gauche du plateau, jaillit une source d'une limpidité et d'une fraîcheur remarquables. Sur l'autre côté se déploie une grande et épaisse forêt de hêtres, dont plusieurs sont greffés naturellement deux à deux et sont le séjour habituel des écureuils et des coqs de bruyère.

Après vous être arrêté pour prendre des forces, vous vous engagez par de nouveaux lacets dans la forêt. Le sapin argenté succède au hêtre et produit sur le touriste qui le voit pour la première fois, un effet trés original, par les perruques blanches d'un lichen filamenteux (*cornicularia jubata, D. C.*) pendant de ses branches.

On cueille en passant le fruit bleu de l'*airelle myrtille* (bon à manger) et on ne se lasse de contempler les belles mousses de toutes nuances de vert, ainsi que les lichens de couleur glauque qui tapissent les rochers et dont les petits fruits sont d'admirables corbeilles infiniment petites ou d'élégants cornets. Les fougères sont aussi fort belles.

**Forêt de la Grillole ; Manseilh.** — Au bout d'une heure, vous arrivez dans la forêt de *la Grillole* (propriété de l'État), au lieu dit *Manseilh*, où se trouvent un joli chalet élevé par l'administration forestière et une très bonne fontaine. C'est là que vous faites votre déjeuner.

On peut à son aise errer dans la forêt ou s'asseoir sur la pelouse à l'ombre des grands arbres. Celui qui ne s'est jamais trouvé seul au milieu de ces bois, surtout qui n'y a jamais passé la nuit, ne peut se faire une idée des sensations qu'on y éprouve. Aussi loin que plonge le regard, on n'aperçoit que des arbres ; à chaque instant de lugubres craquements se font entendre (le mot *grillole* veut dire craquement), il semble que quelque être malfaisant va sortir de derrière un tronc. Sans qu'on voie rien remuer, le vent mugit à travers les branches ; ce sont des *hou !* démesurément prolongés qui arrivent vers vous, comme le murmure lointain d'une foule immense. On se sent comme écrasé par une puissance formidable contre laquelle il est impossible de lutter. Les arbres qui vous entourent sont comme des vieillards impassibles, âgés de plusieurs siècles, qui semblent se moquer de votre jeunesse. On sent que si un malheur vous arrivait en ces lieux, vous n'auriez à compter sur aucun secours. Si ce n'est au désert, jamais comme dans une de ces grandes forêts de sapins, l'homme ne peut avoir le sentiment de sa faiblesse en face de l'inexorable nature.

Vous laissez à Manseilh vos montures.

**Pic du Saquet.** — Si vous voulez arriver au Saquet, vous quittez le chemin et vous montez droit à travers les semis jusque sur la crête de la montagne, et là vous apercevez Ax sur votre gauche, le pic sur votre droite. 2 heures vous séparent encore de ce dernier.

Vous suivez pour y arriver l'étroit sentier tracé sur la crête. Vous cueillez l'*arnica*, l'*œillet de Mont-*

*pellier* et de belles fleurs rouges de *rhododendron*, et escorté par des milliers de petits papillons verts et rouges, vous parvenez au pied du pic, dans une immense prairie naturelle, où paissent de nombreux troupeaux de juments, de vaches et de moutons. Çà et là, des blocs de granit de forme tubulaire, sont entassés en pyramides et servent de points d'observation pour les bergers.

Enfin, vous faites l'ascension du pic proprement dit et dans une demi-heure vous êtes au sommet (2,259 mètres). Alors, si le hasard vous a favorisé d'un jour serein, vous jouissez d'un magnifique spectacle.

Au Midi, servant de frontière à la République d'Andorre, se dressent comme des géants superbes, mais entièrement nus, les trois pics de l'Aubé, région désolée qu'habitent les izards et les lagopèdes. A l'Ouest, se succèdent sans interruption, tous les sommets les plus élevés de la chaîne pyrénéenne, véritable forêt de crêtes sourcilleuses qui se perdent dans les nuages ou dans les lointains brumeux. Du côté du Nord et du Nord-Est, les montagnes s'abaissent graduellement et laissent apercevoir les plaines de Pamiers et de Carcassonne. Au milieu, les pics de Saint-Barthélemy et de Tabe atteignent une altitude de 2,343 mètres.

Du côté de l'Est, depuis le port de Puy-Maurens jusqu'au pic de Tarbesou, la masse des montagnes est plus compacte et plus sauvage. A vos pieds, vous apercevez les superbes forêts de sapins, plus bas les montagnes d'Ax parsemées de villages, enfin notre petite station thermale avec son Breilh et son église.

**Le retour.** — Le retour s'effectue par le même chemin jusqu'à Bonascre ; mais là, pour varier les points de vue, on peut redescendre par le sentier en zigzags qui aboutit à la troisième Baserque. Ici, vous trouvez un grand chemin qui vous conduit sur la route d'Espagne, tout près du pont de la Galline. Vous rentrez à Ax vers cinq heures du soir très satisfait de votre journée.

## 2° HAUTEURS DU NORD

**Sorgeat, Ignaux.** — L'avenue de la Ville-Vieille se continue par une route qui vous conduit d'abord à la *Bordette*, déjà connue du lecteur ; à ce point elle tourne à droite et se dirige vers l'Est. Quand vous êtes au-dessous d'une métairie dite *Bordo d'En-Rameilh*, abandonnez cette route et prenez un chemin sur votre gauche. Celui-ci vous mènera près du village de *Sorgeat* (409 hab.), à 1,048 mètres d'altitude et à un quart d'heure d'Ax.

Comme ce nom l'indique (*sur-geat*, source du lait en celtique), les pâturages qui entourent ce village donnent aux vaches un lait excellent. On peut admirer la magnifique terrasse, en pente douce, au millieu de laquelle Sorgeat est bâti et où nous proposons aux capitalistes et aux médecins d'installer un *sanatorium* d'hiver.

La route continue en se dirigeant vers le N.-O. laissant à gauche et en contre-bas le petit village d'Ignaux (96 hab.). Elle tourne bientôt à droite en s'engageant dans le vallon d'*Eychenac*.

Chemin fesant, vous aurez pu remarquer le *mille-pertuis à feuilles linéaires*, la *centaurée amère*, l'*aurone des champs* et la *menthe sauvage ;* le sol est composé de schistes archéens et non plus de granit comme dans les excursions précédentes.

Bientôt ces schistes sont remplacés par une couche puissante de calcaire cristallin bleuâtre ou roussâtre, et, au pied du bois des *Gouttines*, vous apercevez des schistes noirs, contenant de la pyrite de fer (que les paysans prennent souvent pour de l'or ou du cuivre) et des ardoises ; vous êtes sur le terrain silurien.

**Col de Chioula ; plateau des Gouttines.** — Le chemin vous conduit tout en haut du bois, au col de *Chioula* (1,437 mètres) à 1 heure et demie de Sorgeat, que domine sur votre gauche le pic du même nom (1,507 mètres), et au plateau des Gouttines couvert de pelouse. Des divers points de ce plateau, la vue est magnifique.

Au Midi, vous pouvez suivre de l'œil tout le chemin que vous avez parcouru pour arriver au Saquet, et revoir de plus loin toutes les montagnes du S.-W. et du S.-E. que vous avez contemplées du haut de ce pic. Enfin, du bord septentrional du plateau, vous apercevez dans le lointain les ruines du château de Lordat restées debout sur leur rocher hardi, le village d'Unac et la vallée de Caussou qui se déploie sous vos pieds. Devant vous se dressent les sommets élevés du massif du Saint-Barthélemy.

**Fontaine et bois du Drazet.** — Vous vous engagez dans un étroit chemin bordé de hêtres dont les branches se rejoignent sur votre tête, vous apercevez des schistes rougeâtres et verdâtres, des calschistes jaunâtres et des marbres amygdalins colorés des mêmes nuances, c'est le terrain dévonien.

A l'extrémité de cette allée, à demi-heure de marche, près d'un ruisseau, vous changez de direction, vous tournez à droite et un sentier qui monte dans le bois du Drazet vous conduit à la fontaine.

La source sort de terre entre des blocs de calcaire, et sur l'un des côtés d'un petit plateau autour duquel on a disposé des bancs de gazon. C'est là qu'on s'installe pour faire un joyeux déjeuner.

Pendant que les messieurs s'occupent à disposer les vivres et à plonger les bouteilles dans l'eau de la fontaine à 4°, afin de rafraîchir le vin, les dames vont cueillir des fleurs et faire des bouquets. Ceux-ci seront composés de *pavots jaunes*, de *myosotis versicolore*, du *rhodendron ferrugineux*, de la *rose des Alpes*, de la *grande gentiane*, de l'*arnica des montagnes*, etc., surtout de l'*aconit jaune* et de l'*aconit bleu*. Cette magnifique plante vulgairement appelée *char de Vénus* à cause de la forme de sa fleur qui ressemble à un char d'azur traîné par deux colombes, est un poison violent.

**Vallée de Prades.** — Vous pouvez monter à travers le bois du Drazet jusque sur les hauts plateaux pour admirer la vallée de Prades et les principaux pics de la région, ou bien vous contenter, en descendant de la fontaine, de poursuivre la route que vous aviez abandonnée, pour arriver au col de Marmare, distant d'environ un kilomètre, pour contempler la vallée de Prades.

Le fond de cette vallée se compose d'une belle plaine couverte de prairies et de champs cultivés. Le côté gauche formé de marbre nanquin et presqu'entièrement dépourvu de terrains détritiques, n'est recouvert çà et là que de petites touffes de hêtres rabougris, de genièvre et de buis. Le côté droit, formé de schistes et de calcaires dévoniens, est, au contraire, couvert de verts pâturages et de forêts.

Vers l'extrémité est de la vallée, on aperçoit une petite montagne derrière laquelle se trouve le village de *Montaillou*, tandis qu'en avant et sur les marbres de gauche, on voit celui de *Prades*.

On peut compter les arbres qui s'élèvent dans le fond de la vallée, comme aussi les sources qu'on n'aperçoit guère que dans les temps de pluie. Le reste de l'année la sécheresse est extrême. L'eau qui tombe disparaît à mesure dans les fentes profondes qui divisent les calcaires, et va produire au loin, près de *Bélesta*, la fontaine intermittente appelée *Fontestorbe* que le vieux poète Guillaume Salluste à célébrée dans ses vers.

On redescend à Ax par le même chemin qu'on a suivi en montant.

### 3° HAUTEURS DE L'EST

**Ascou.** — Vous prenez le même chemin que pour aller au Drazet, seulement, au lieu de tourner à gauche, au-dessous de la métairie d'En-Rameilh, vous continuez droit devant vous. La route taillée dans le roc longe une fissure très profonde et très étroite qui est la vallée d'*Ascou* ou d'*Auze*.

Les bords de l'eau sont couverts de verdure et les roches schisteuses qui forment les parois, sont à droite et à gauche, revêtues d'un tapis de mousse et de fougères. De plus, tous les arbres du pays se sont donnés rendez-vous en cet endroit. On y trouve pêle-mêle le sorbier des oiseleurs à côté du chêne, le cerisier à côté du sapin, le houx à côté du noisetier. Tous les oiseaux viennent aussi y faire entendre leur chant.

Dans une heure, vous atteignez le village d'Ascou (588 hab.) à 1,002 mètres d'altitude, bâti sur le bord du précipice. En dépassant le village, jetez un coup d'œil sur le moulin et le pont qui se trouvent tout en bas sur la rivière et vous contemplerez un joli paysage, surtout en revenant.

**Goulour ; l'ancienne forge.** — La route toujours suspendue au-dessus d'un affreux précipice continue jusqu'à *Goulour*, agglomération de quelques maisons bâties près de l'embouchure du *Riou-Caou* descendant du pic *Doulent,* et vous arrivez à l'ancienne forge d'Ascou, après 1 h. 45 m. de marche depuis Ax ou trois quarts d'heure de marche depuis le village.

Une belle maison d'habitation appartenant à M^{me} Gomma, construite à l'ombre des ormes et des grands chênes, une eau limpide qui tombe en cascatelles, invitent le touriste à faire une halte en ce lieu, ainsi qu'un rustique déjeûner.

**Montmija.** — A 800 mètres environ en amont de la forge, après être passé devant les métairies de *Pujal,* laissez à votre gauche la route qui continue à remonter la vallée qui conduit au col *Del-Pradel,* et suivez le chemin qui longe la rive droite de la rivière. Au bout d'une heure de marche (3 heures d'Ax), vous parviendrez dans des prairies en pente douce où sont échelonnées des granges et une douzaine de maisons qui portent le nom de *Montmija* (mont-moyen).

Le paysage est dans cet endroit d'une beauté ravissante. En vous tournant vers le Sud, vous apercevez en face de vous le pic de *Braceilh* (2,220 mètres) ou dent d'Orlu, ayant la forme d'une immense pyramide, et la vallée de *Caburlet* toute hérissée de sapins ; à votre gauche s'élèvent les crêtes de Baouseilles et l'immense barrière qui vous sépare du canton de *Kerigut*.

**La Bordo del Péré** — Trois quarts d'heure plus loin, se trouve une métairie appelée *Bordo del Péré* servant d'auberge aux touristes qui se proposent de faire l'ascension du pic de *Tarbésou*. Il y a des lits à la disposition des voyageurs, ainsi que du jambon, des œufs, etc. C'est là qu'on passe la nuit, afin de monter au pic avant le lever du soleil.

**Pic de Tarbésou.** — Deux chemins se présentent à vous pour faire cette ascension, l'un direct en escaladant la montagne et qui exige que vous soyez muni de forts jarrets, l'autre, un peu plus long mais moins pénible, qui vous fait parvenir d'abord sur les crêtes à droite du *Port de Pailher*, formées de calcaire archéen.

Après un instant de repos sur la verte pelouse, vous tournez à droite en suivant la direction du Sud, vous gravissez la crête au milieu des rhododendrons, vous passez le pic de *Mouneyou* et le *Roc de la Maoure*, et en une heure et demie vous atteignez le sommet du *pic de Tarbésou* à 2,366 mètres d'altitude.

Du haut de ce pic, on découvre un panorama d'une étendue, d'une variété et d'une beauté indescriptible. A l'Est, c'est le pic de Carlitte et les monts du Roussillon qui vont, en ondulant, mourir dans la mer ; au Nord, les plaines de l'Aude et de la basse Ariège ; à l'Ouest, la vallée de l'Ariège et les montagnes qui la limitent ; au Sud, les crêtes déchiquetées de Braceilh et les pics les plus élevés du canton.

Mais, si le temps le permet, le plus beau spectacle auquel on assiste du haut du Tarbésou est sans contredit le lever du soleil sur la mer.

A l'extrême horizon, du côte de l'Est, la Méditerranée se révèle semblable à une bande d'argent bruni ; on la voit briller aux premières lueurs de l'aurore, et bientôt un globe de feu émerge du sein de l'onde. Ses rayons viennent caresser le sommet du mont, pendant que le fond des vallées qui l'entourent est encore dans l'ombre. Il monte, et sa lumière, inondant toute la terre, rappelle à la vie les êtres endormis. Leurs cris montent vers les crêtes avec la brise matinale, et l'homme spectateur de toutes ces merveilles, sent une force irrésistible qui le pousse à jeter à son tour des cris de joie et d'admiration.

# CHAPITRE III

## ÉTANGS ET LACS

Les excursions dont nous avons maintenant à nous occuper, sont encore plus pénibles que celles qui ont fait l'objet du chapitre précédent. Il nous faut cette fois conduire le touriste dans des sites absolument sauvages et vers les massifs les plus élevés du canton. Les précautions hygiéniques doivent être ici observées plus scrupuleusement que jamais. La seule monture qui convient est l'âne. Il sera bon d'amener avec soi un pêcheur qui prendra des truites, que vous pourrez mettre à la poële à leur sortie de l'eau.

### 1° L'ÉTANG BLEU

**La Bailh de Savignac.** — Avant le lever du soleil, trouvez-vous à Savignac, et après avoir passé le pont, gravissez le chemin rocailleux qui mène à la montagne. Au lieu dit la *Gardeille*, le chemin tourne à droite et s'engage dans la vallée de Nagear ou *Bailh de Savignac*.

Après une montée un peu raide, le chemin tourne brusquement encore à droite et vous arrivez en plaine. Là, on voit des champs de seigle, de belles prairies, de nombreuses granges et toute une population occupée aux travaux des champs. A l'extrémité des terres cultivées, au point où la vallée tourne à gauche pour prendre la direction du Sud, se trouve une fontaine où le cresson croît en abondance et dont l'eau est excellente, c'est la fontaine d'*Aïgo-Bouno*.

**Les Eskuers.** — Le sentier s'avance en montant insensiblement à travers les pâturages, particulièrement excellents, sur deux plateaux superposés qui forment le fond de la vallée et qu'on nomme *Eskuers-de-Dessous* et *Eskuers-de-Dessus*.

Ce nom d'Eskuers provient de ce qu'à la fin de l'époque celtique, deux petites tribus d'Euskes ou de Basques métallurgistes, vinrent établir leurs fourneaux en ces deux endroits. Ils tiraient le fer d'une mine située un peu plus haut dans la vallée et fabriquaient le charbon avec le bois des forêts qui couvrent les deux flancs.

**Prat Rédoun.** — Après 4 h. et demie de marche depuis Savignac, on arrive enfin à un dernier plateau nommé *Prat Rédoun*; sur votre gauche vous apercevez un petit vallon appelé *Coumo-Beillo*, c'est là que se trouve l'ancienne mine de fer.

Vous mettez pied à terre, vous confiez les montures à un guide et vous en amenez deux autres avec vous portant les provisions.

**L'étang Bleu.** — Vous escaladez la colline qui se dresse devant vous et vous apercevez l'étang Bleu situé sur le flanc d'une montagne, séparée de la colline par un vallon, au fond duquel un petit étang appelé l'*Estagnol*, reçoit les eaux qui s'échappent en cascade de l'étang Bleu.

Vous descendez dans le vallon ; vous péchez quelques truites excellentes dans l'Estagnol, car l'étang n'en contient aucune et vous montez en suivant les bords de la cascade.

L'étang Bleu, appelé encore *Estandérou*, est petit, mais ses eaux sont fort belles. D'un vert émeraude et un peu agitées, elles se couvrent de paillettes d'or quand le soleil les éclaire. L'étang ressemble alors à un immense bloc d'aventurine verte.

Ce qui rend cet étang remarquable, c'est son mode de formation. Au lieu d'occuper comme les autres l'emplacement d'une vallée barrée, l'étang bleu est formé par un barrage opéré par des blocs éboulés entre le flanc de la montagne et un rocher allongé qui s'en détache. Le lac se trouve ainsi à une certaine hauteur sur l'un des flancs de la vallée.

L'Estandérou est considéré par les paysans comme la demeure du diable, et ils croient que lorsqu'on y jette des pierres, le diable fait grêler.

Il y a quelques années, une jeune fille d'Andorre, surprise en ce lieu par la neige, y mourut de froid et de faim. Au printemps suivant, des chiens de parc apportèrent ses membres aux bergers qui recueillirent tous les débris et les descendirent à Savignac où ils furent inhumés.

**La Vachée.** — L'excursion de l'étang Bleu ne se fera pas sans doute sans que le touriste ne rencontre en quelque endroit de la vallée la *Vachée*. Il verra réunies une quantité considérable de vaches, qu'on laisse pendant quatre mois en pleine liberté, paissant à volonté l'herbe parfumée de ces montagnes, couchant à la belle étoile, ne connaissant pas le joug ; quand les premiers froids les rappellent à leur domicile, on les voit revenir fraîches, dodues, les mamelles pourvues d'un bon lait, qui, pendant l'hiver, fera la nourriture de leurs maîtres. Les pâtres de ces troupeaux n'ont pour tout abri que de petites cabanes faites en pierre sèche et couvertes de branches de sapin et de gazon. Une seule ouverture sert à la fois de porte et de fenêtre et un trou dans la toiture sert de cheminée. Le lit est formé de fougère et de mousse. Ils se nourrissent de pain noir et de laitage qu'ils ont en grande quantité, et ils sont heureux quand ils voient arriver quelque touriste, avec qui ils échangent volontiers de larges jattes de lait contre quelques gorgées de vin.

Si l'on désire voir la vachée, il est bon, avant de faire l'excursion, de s'informer auprès des habitants de Savignac, de l'endroit où elle se trouve, si elle est aux Eskuers ou à Prat-Rédoun, ou encore plus haut.

2° LAC DE NAGWYLL

**Le chemin de Gnoles.** — Vous partez de bon matin pour Orlu, et avant d'arriver à la forge vous passez la rivière sur un petit pont de bois, qui vous mène sur un chemin à pente douce et à nombreux lacets, récemment tracé par la compagnie du service hydraulique départemental.

L'ascension de la montagne se fait sous un magnifique bois de hêtres que vous ne quitterez qu'au niveau de la chute la plus élevée de la cascade.

En ce point et sur votre droite, on aperçoit une croix de fer avec une inscription, rappelant que le 27 septembre 1880, un jeune touriste de notre pays, paya de sa vie l'étourderie de n'avoir pas voulu suivre le sentier tracé.

Après trois heures de marche environ, vous arriverez au lac.

De la cascade de Gnoles à l'étang de Nagwyll (prononcez Naguïll), le chemin est intéressant pour le géologue. On y observe, en effet, une série de couches schisteuses et calcaires, appartenant au terrain cristallophyllien.

**Le lac de Nagwyll.** — Situé à 1,854 mètres d'altitude, ce lac mesure 1,500 mètres de long sur environ 500 mètres de large; sa plus grande profondeur varie entre 27 et 37 mètres. C'est le plus grand de notre canton.

Les eaux de Nagwyll sont d'une telle limpidité, qu'on peut voir les truites nager jusqu'à 3 mètres de profondeur. Ces truites forment une variété particulière et ont le corps très maigre.

Les bords du lac sont difficilement accessibles si ce n'est sur la rive gauche, où l'on aperçoit une petite cabane. La crête des montagnes qui l'entourent se détachant nettement sur l'azur du ciel, produisent un effet des plus grandioses. On va voir en Bohême des sites qui ne sont pas plus beaux. Les rochers arides sont couverts de pâturages sur plusieurs points. Il est dommage qu'on ne plante pas quelques bouleaux sur la gauche, pour donner un peu d'ombre au promeneur et un peu de vie au paysage.

Sur la rive droite, se trouve la *Jasse-d'en-Pinet*, où paissent des troupeaux de moutons et de vaches et où l'on voyait autrefois une grande forêt de pins séculaires.

Pour venir des pâturages de la rive droite à ceux de la rive gauche, les vaches traversent l'étang à la nage. Cette traversée se fait spontanément par ces animaux, sans que les pâtres soient obligés de les y forcer. La vache la plus âgée de la troupe s'approche des bords de l'eau en mugissant ; son veau vient se placer à côté d'elle ; mugissant encore, elle se jette à la nage et ouvre la marche. Toutes les autres vaches mugissent à leur tour et se mettent à l'eau. C'est un spectacle des plus curieux, que de voir toutes ces têtes cornues dépasser seules la surface du lac et ce qu'il y a de plus remarquable, c'est que la traversée s'effectue toujours sans naufrage.

**Clote de Port.** — Si vous désirez avoir une vue plus étendue des alentours du lac, montez à travers les pâturages de la rive gauche jusque sur la crête où se trouve un port, dit Clote de Port. En regardant vers l'Est, vous apercevrez à gauche le pic de la *Roque-Rouge* et à droite celui de *Pinet.*

A côté de vous, se trouve un affreux précipice, compris entre deux crêtes déchiquetées où se voient le pic de *Verceilh* dont vous touchez le pied et un peu plus loin le pic des *Estagnols* et le pic de *Perrégeat.*

Du côté de l'Ouest, votre vue plonge dans la vallée d'Orgeix, par où vous pourriez redescendre mais à pied.

3º Lac du Comte

**Vallée du Mourgwillou.** — On se fait porter à Mérens en voiture, où l'on a eu soin de se procurer à l'avance des ânes, à moins que l'on préfère faire l'excursion à pied.

Sur la rive gauche de l'Ariège et presqu'en face du village, se montre la gorge étroite de Mourgwillou (prononcez Mourgouillou). On franchit le ruisseau tout près de Mérens et on s'engage dans la vallée, à l'entrée de laquelle on aperçoit une forêt de sapins. Un chemin rocailleux, bordé de hêtres et de noisetiers, vous conduit en 2 h. et demie environ auprès du lac. Avant d'y arriver (1 h. 55 de Mérens), vous rencontrerez la *Fontaine des Fièvres*.

**Le lac du Comte.** — D'une altitude de 1,776 mètres le lac du Comte n'a guère que 500 mètres de longueur environ. Ses rives, formées de rochers abrupts et nus à l'Est et au Sud, sont gazonnées au Nord et à l'Ouest. Celles-ci forment la *Jasse-de-Leuillas* où paissent des troupeaux de moutons. Une grande pierre plate sert de table aux touristes.

Les truites de l'étang du Comte sont renommées; autrefois elles étaient particulièrement réservées au comte de Foix, d'où vient le nom du lac.

# APPENDICE

## Excursion dans la république d'Andorre et dans la Cerdagne.

Cette excursion se fait habituellement de la manière suivante :

On fait le trajet d'Ax à l'Hospitalet (17 kilomètres d'Ax), en voiture. Là, celle-ci vous quitte et par le col de Puig-Maurens gagne la vallée de Carol jusqu'à Bourg-Madame, pour suivre ensuite la vallée de la Sègre jusqu'à Bellver, où elle vous attendra. Pendant ce temps, les touristes remontent à pied ou à cheval le cours de l'Ariège, par un sentier tracé sur la rive gauche, et qui contourne le flanc de la verte montagne connue sous le nom de *Soulane*. On gravit alors la pente raide et pénible du col de *Fraymiquel*, groupe énorme d'effroyables rochers (2450 mètres), d'où la vue est magnifique. Le redoutable défilé une fois franchi, on descend par la vallée pittoresque d'*Inclès*, dans celle de la *Valire* (prononcez *Balire*), qui mène à la *Séou-d'Urgel*, où elle se jette dans la *Sègre*.

Au commencement de ce long trajet, on aperçoit, non loin du col, les *sources de l'Ariège*, puis le hameau de *Saldéou* (à 7 heures de l'Hospitalet), formé de quelques misérables maisons bâties en pierres sèches et ferrugineuses, ce qui leur donne une couleur de rouille ; on arrive ensuite dans le village de *Canillo*, première paroisse de la république d'Andorre. 25 kilomètres vous séparent de l'Hospitalet.

Une heure et demie plus loin, vous rencontrez *En-Camp* (550 habitants), second village du *pays d'En-Valire*. On y remarque les ruines d'une tour mauresque. Près d'En-Camp, se trouve le petit hameau de *Mosquera,* rappelant par son nom l'occupation sarrazine et bientôt après *las Escaldès* (500 habitants), bourgade abondamment pourvue d'eaux sulfureuses chaudes, comparables à celles d'Ax. Les gens du pays les utilisent en bains et en boisson.

Après avoir franchi le ruisseau qui vient se jeter dans la Valire et qu'on désigne quelquefois sous le nom de deuxième Valire, à 3 kilom. 1/2 environ, vous arrivez à *Andorra*, capitale de la République.

**Andorra.** — C'est un bourg de 900 habitants environ, perché sur un pâté de rochers au pied du mont de l'Anclar. Il y a peu de choses à voir dans cette capitale. L'église, dédiée à saint Armengolt, patron de l'Andorre, n'offre rien de remarquable, faut-il en dire autant du fameux *Palais gouvernemental, la casa* par excellence (ce que signifie justement le mot Andorra)? Quoiqu'il en soit, c'est une maison basse et noirâtre, flanquée d'une tourelle en cul-de-lampe, avec des écuries, une chapelle, la salle du grand conseil et la salle des archives, célèbre par sa légendaire *Armoire de Fer*, ainsi nommée parce qu'elle est en bois. Mais elle est fermée au moyen de six serrures dont les clefs sont déposées aux mains des consuls des six districts, afin qu'on ne puisse l'ouvrir qu'en présence du conseil réuni.

L'unique hôtel ou *posada* est une mauvaise auberge avec grande chambre à plusieurs lits, où l'on vous servira un peu de jambon enfumé, du lard rance et quelques œufs. Il est vrai que si le hasard a permis qu'un mouton trop audacieux ait fait du haut des pics voisins le saut périlleux, vous pourrez être régalé d'un bon gigot.

Les Andorrans sont jaloux de leur indépendance et très méfiants vis-à-vis des étrangers. Ils ne répondent pas aux questions qu'on leur adresse. Aussi, un de leurs prêtres prêchant la Passion et parlant de l'attitude de Jésus devant Pilate, fit remarquer à ses auditeurs que Jésus-Christ était un parfait Andorran.

Il est bon que les voyageurs sachent que les gens de ce pays ne comprennent pas la plaisanterie.

A part cela, les Andorrans ont un caractère doux, franc et obligeant. Leur organisation politique est des plus simples. La souveraineté réside dans un conseil général ou national, composé de 24 membres élus par les six paroisses composant la république. Cette assemblée choisit dans son sein un syndic ou président de la république. Chaque paroisse est gouvernée par deux consuls.

Il n'existe pas de lois écrites ; l'usage, la tradition et la conscience des juges suffisent. Il n'y a pas d'impôts. L'armée se compose de 600 hommes armés de vieux fusils, divisés en compagnies chacune commandée par un capitaine, un décurion et deux sous-officiers.

La justice criminelle, la haute police et le commandement supérieur de la milice, sont dévolus a deux viguiers, nommés l'un par le gouvernement français, l'autre par l'évêque d'Urgel.

En descendant toujours la vallée, vous arrivez après 2 heures de marche, à *San-Julia* (650 hab.) village assez commerçant. Enfin, dans 4 heures, après avoir traversé par une route carrossable de belles campagnes où croissent les oliviers, les figuiers et les vignes, vous arrivez à la ville espagnole de la Séou-d'Urgel.

**La Séou-d'Urgel.** — Cette vieille cité, de 7 à 8,000 habitants, n'offre rien de bien intéressant pour le touriste. Cependant on remarquera la citadelle et surtout sa belle église gothique fortifiée.

Vous prenez la route pas très bonne qui longe la Sègre. Vous traversez successivement à cheval les villages de Torres, P^te Roxo, Martinet et Bellver. Là vous retrouvez la voiture qui vous avait abandonnée à l'Hospitalet, et passant par Isobol et Volvir, vous arrivez à la ville espagnole la plus rapprochée de la frontière.

**Puig-Serda** (3,000 hab.) s'élève sur une butte (1242 mètres), d'où elle domine tout le beau pays de Cerdagne. Ses rues tortueuses, étroites et mal pavées, ses maisons polychromes à balcons de fer, ses boutiques basses, lui donnent le plus singulier aspect. Ses places publiques, l'église Sainte-Barbara sont très curieuses à visiter. Du haut de la tour de cette église, l'œil embrasse des plaines fertiles et un vaste panorama de montagnes. N'oubliez pas d'acheter à titre de souvenir des jarretières en soie, ornées de devises.

Continuez votre route et à un kilomètre vous entrerez à *Bourg-Madame*, village français, composé d'une seule rue. Vous pouvez descendre à l'hôtel Salvat fort bien tenu.

**Livia.** — Avant de prendre la route qui doit vous ramener à Ax, allez visiter la mauresque *Livia* à 5 kilomètres. On sait que le territoire de cette ville est espagnol bien qu'enclavé dans le territoire français. Les ruines romaines et arabes sont intéressantes à étudier. L'église, avec son magnifique rétable, mérite aussi d'attirer l'attention.

**Foun-Rouméou.** — Si vous combinez votre voyage de manière à vous trouver à Bourg-Madame le 2 juillet ou le 8 septembre, allez au pélerinage de *Foun-Rouméou.*

Ce lieu est situé à 18 kilom. de Bourg-Madame. On se rend en voiture à *Odeillo*, et de là on gagne l'Hermitage par une ascension d'une heure, dans une superbe forêt de sapins. Le panorama dont on jouit du Calvaire (1,750 mètres) est magnifique.

Des milliers de pélerins espagnols et français se rendent processionnellement à la Vierge. Après les dévotions d'usage, tout ce monde prend son repas en plein air et se livre ensuite à des danses, qui par leur singularité et la bigarrure des costumes, offrent un spectacle des plus attrayants.

**Le retour.** — Bourg-Madame est à 55 kilom. d'Ax et à 27 kilom. du col de Puy-Maurens, point culminant de la vallée de Carol par où s'effectue le retour.

On passe aux villages d'*Ur* et d'*Enveigt* et l'on gagne celui de la *Tour-de-Carol* (640 hab., 248 mèt. alt.). Après avoir remonté un petit vallon, sur le côté duquel se dressent de vieilles ruines, on arrive à *Porta*, village entouré de belles prairies. Un nouveau défilé avec de nouvelles ruines, vous mène à *Porte* (alt. 1,610 mètres) et bientôt vous atteindrez le col de Puy-Maurens (alt. 1,918 mètres). Il ne vous reste plus qu'à descendre immédiatement à l'Hospitalet, pour regagner Ax, à moins que vous ne vouliez vous arrêter quelques heures pour visiter les mines de fer qui se trouvent à Puy-Maurens.

# QUATRIÈME PARTIE

## CHAPITRE PREMIER

## Hommes qui ont illustré la citée d'Ax

Dans les deux derniers siècles, Ax a fourni trois hommes remarquables, et qui illustrent leur ville natale. Le premier est un philosophe, le second un artiste, le troisième un médecin et un administrateur; ce sont : Roussel, Marcailhou et Gaspard Astrié.

On cite parfois un autre homme éminent comme étant originaire d'Ax, François Mansard; mais c'est une erreur. Il est sans doute regrettable que l'habile architecte n'ait pas pour berceau notre citée thermale ; mais, enfin, il faut dire la vérité :

« Il est aujourd'hui bien établi, » dit l'abbé Duclos, « que F. Mansard est né à Paris, en la paroisse de Saint-Nicolas-du-Chardonnet, où il fut baptisé, le 23 janvier 1598. Toutes ses attaches de parenté sont parisiennes. » Et l'abbé ajoute : « M. de la Hondès a connu, par M. Anatole de Montaiglon, professeur à l'école des Chartes, l'acte de naissance et de baptême de F. Mansard, toutes choses accomplies à Paris. »

**Pierre Roussel.**
Pierre Roussel naquit à Ax en 1742. Son éducation commencée dans notre petite ville s'acheva à Tou-

louse. Il alla ensuite à Montpellier étudier la médecine et suivit les leçons de Lamure, de Venel, de Barthez, etc. Reçu docteur, il se rendit à Paris en 1770, se lia étroitement avec Bordeu qu'il consola, et dont il fît l'éloge funèbre.

L'amour fut le génie de Roussel. Sa vie passée en la Société de dames bien élevées, le porta à écrire son *Système physique et moral de la Femme*, étude qui est restée supérieure à toutes celles qui ont été publiées sur le même sujet. Il avait commencé aussi le *Système physique et moral de l'Homme*, mais il n'eut pas le temps de l'achever. Ce qui en a été publié suffit pour justifier de sincères regrets.

Roussel écrivit dans les journaux de son temps : un *Essai sur la Sensibilité*, une *Notice sur M. Helvetius*, *Doutes historiques sur Sapho*, *Note sur les Sympathies*.

Il avait commencé un travail fort étendu sur Stahl, le chef célèbre de l'école Animiste, mais ce travail est resté inédit. Il rendit compte de l'ouvrage de M$^{me}$ de Staël sur les *Rapports de la Littérature avec les Institutions sociales*. Il écrivit sur le *Droit de Tester*. Il publia une *Dissertation sur le gouvernement de Sparte*. Enfin, il adressa des exhortations publiques aux électeurs politiques, pour leur rappeler leur devoir et leur droit.

Roussel ne recherchait pas plus les honneurs que la fortune. Il n'accepta point l'offre d'un emploi honorable que lui fît le grand Frédéric. Il faillit néanmoins être appelé au Corps législatif ; deux suffrages seulement lui manquèrent. Des amis puissants l'avaient désigné pour faire partie du Tribunat ; il refusa cet honneur, prétextant la faiblesse de sa voix et sa timidité.

Roussel, en effet, était timide par excès de modestie ; bon, bienveillant, aimable, le plus souvent triste. Il s'était épris d'un violent amour pour une personne jeune et belle qu'il avait guérie, mais il se garda bien d'en parler. Elle se maria et il en devint malade.

Pauvre et doué d'une constitution délicate, il était souffrant depuis plusieurs jours, lorsqu'il quitta Paris pour accepter l'hospitalité affectueuse et délicate que lui offrit une respectable famille. Il mourut d'une fièvre épidémique chez M. Falaize, à Châteaudun, le deuxième jour complémentaire de l'an X (1802) à l'âge d'environ soixante ans.

### Gatien Marcailhou.

Gatien Marcailhou est né à Ax, le 18 décembre 1807. Dès son enfance, il reçut des leçons de musique d'un réfugié espagnol et montra une grande aptitude pour le piano. Tout jeune encore, il improvisait des airs à mélodie simple.

Envoyé à dix-huit ans au collège de Toulouse pour y terminer sa rhétorique et sa philosophie, il commença aussi dans cette ville ses études en médecine. Il alla les achever à Montpellier où il fut reçu docteur. Il débuta dans la carrière médicale à Léguevin (Haute-Garonne), mais il quitta bientôt sa profession et se rendit à Paris, où il suivit les leçons du célèbre Thalberg.

Marcailhou ne tarda pas à se lancer dans le monde musical de la capitale, et son début fut un coup de maître. Sa première production, la célèbre valse *In-*

*diana*, se tira à plus de 60,000 exemplaires, et elle fut bientôt suivie d'une grande quantité. d'autres pièces musicales : *les Mignonettes, le Bouton de rose, le Torrent*, etc., qui firent le tour du monde, en sorte que notre compositeur arriva à une popularité qu'il garda désormais sa vie entière.

Outre un très grand nombre de valses, Marcailhou est aussi l'auteur d'un traité de composition, intitulé : *L'art de composer et d'exécuter la musique de danse*, ainsi que de l'*Ecole moderne du pianiste*, traité théorique pour servir d'introduction aux compositions de Thalberg et de son école.

« Marcailhou, dit l'abbé Duclos, élégant, digne et poétique de sa personne, fut recherché toute sa vie à Paris et dans la province. Ses relations étaient des plus belles; il fut le commensal de *Léon Foucault*, le savant physicien. Il recevait, en 1846, de la duchesse de Montpensier des témoignages flatteurs adressés à son talent; et, de son côté, l'impératrice Eugénie lui en fit transmettre d'aussi vifs en 1853. »

Marcailhou s'éteignit à Paris en 1856, et sa dépouille mortelle repose au cimetière Montparnasse. Ce dénouement eut lieu pour lui avant la vieillesse, à l'époque de sa maturité, alors que son talent, allait, selon toute probabilité, opérer un mouvement ascendant.

Nous aimerions à voir le buste de Marcailhou, entouré des attributs du compositeur, se dresser sur un piédestal dans l'une des rues de notre citée thermale.

### Gaspard Astrié.

Gaspard Astrié naquit à Ax le 13 mai 1799. Après avoir fait de brillantes études aux collèges de Toulouse et de Sorèze, il se rendit à Paris pour y étudier la médecine. Néanmoins, en 1823, il s'en fut à Montpellier, et l'année suivante y soutint sa thèse sur le *bégaiement*.

De retour à Ax en 1825, il épousa la fille d'un médecin distingué, M. Rolland, et consacra tous ses soins à l'étude de la thérapeutique thermale. Il fut bientôt nommé inspecteur-adjoint et succéda ensuite à l'inspecteur Sériès.

En 1834, au *Congrès Méridional* tenu à Toulouse, il fut nommé secrétaire de la section des sciences médicales, et lut plusieurs mémoires, fruit de ses patientes observations dans le traitement des maladies par les eaux sulfureuses. Pendant 20 ans, il consigna plus de 17,000 observations que son fils *Gustave Astrié,* enlevé trop tôt à la science, publia et interpréta scientifiquement, dans sa thèse inaugurale soutenue à Paris en 1853. Cet important travail était le premier livre vraiment scientifique publié sur les eaux d'Ax, livre ayant vraiment une certaine valeur. Il est donc juste de dire que Gaspard Astrié et son fils ont posé les premiers fondements de la thérapeutique des eaux d'Ax, qui depuis lors, du reste, n'a pas fait de sérieux progrès.

Mais Gaspard Astrié ne s'est pas seulement occupé de l'emploi des eaux d'Ax en médecine ; il avait compris que pour faire d'Ax une cité thermale digne de ce nom, il fallait transformer la ville. A cette tache difficile, il consacra une bonne partie de son temps.

Elu maire en 1835, il se révéla comme administrateur sage et habile. C'est à lui que l'on doit l'aménagement de certaines fontaines d'eau chaude, et la distribution de celles-ci, dans les rues l'hiver, pour faire fondre la neige ; la restauration de l'hôpital Saint-Louis, et la fondation de l'école primaire. C'est d'après un de ses rapports que le conseil général émit le vœu favorable à la création d'un hôpital militaire à Ax. Il fit donner à l'une des rues de notre ville le nom de *Roussel,* et par ses soins on dressa une plaque commémorative sur la maison natale de l'illustre médecin-philosophe. Enfin, c'est lui qui le premier conçut le magnifique projet d'établir deux quais parallèles sur les bords de la rivière d'Ascou, projet que malheureusement il ne put faire exécuter.

Travailleur infatigable, homme profond, d'un esprit fin et d'une imagination brillante, Gaspard Astrié mourut le 23 mai 1846, alors qu'il n'avait que 47 ans.

Gaspard Astrié avait l'amour de son pays, et c'est ce sentiment qui le guida dans sa carrière de médecin des eaux et d'administrateur de la ville. Un étranger ne pourra jamais faire une œuvre comparable à la sienne. Pour si honnête qu'on le suppose, le mobile principal de ses actes sera toujours le gain ; pour lui le bien du pays passe après, quand toutefois il ne le sacrifie pas au sien propre. Pour aimer un pays, il faut l'avoir habité dès son enfance, s'y sentir au sein de la famille et auprès des cendres de ses pères. C'est cet amour de la patrie qui seul est capable de faire accomplir des œuvres désintéressées et qui profitent à tous, malgré les calomnies ou les outrages dont on est parfois abreuvé.

Que l'on considère, en effet, l'œuvre des successeurs d'Astrié, tous étrangers au pays, quel que soit d'ailleurs leur mérite. Qu'ont-ils fait pour la station d'Ax? Rien, ou presque rien? L'ún deux, il est vrai, a beaucoup travaillé pour le progrès de nos thermes, mais aussi il était presque du pays.

M. Félix Garrigou, quoique de Tarascon, aimait passionnément Ax. Le premier, il fit une analyse vraiment scientifique de quelques-unes de nos sources, et en précisa l'usage. Ses études sont les seules qui puissent s'ajouter à celles de G. Astrié, afin de les corriger et de les compléter. Tout ce qu'on a dit sur Ax jusqu'à nos jours, repose sur les travaux d'Astrié et de Garrigou. Ce jeune savant remplissait toutes les conditions voulues pour faire connaître et progresser notre station thermale, et il est à jamais regrettable que la ville d'Ax, n'ayant pas su l'apprécier, l'ait obligé de s'éloigner d'elle.

Espérons que notre cité, mieux éclairée à l'avenir sur ses véritables bienfaiteurs, saura leur rendre justice et qu'elle élèvera, sur le Couloubret, un monument à la mémoire du premier d'entre eux, je veux dire de Gaspard Astrié.

# CHAPITRE II

## Améliorations et innovations à faire à Ax.

Trois sortes d'améliorations sont à faire à Ax. Les unes concernent le traitement hydro-minéral et hydro-thérapique ; les autres la climatothérapie et la station thermale en général.

### 1° AMÉLIORATIONS DANS LES ÉTABLISSEMENTS

**Traitement hydro-minéral.** — L'une des améliorations les plus importantes serait l'aménagement de *petites piscines*, afin de permettre au malade de s'agiter dans le bain et de favoriser la décomposition de l'eau. Ces piscines devraient être munies sur l'un de leurs côtés d'une douche en lame rasant la surface du liquide afin de produire des flots. Elles devraient être installées aux thermes Sicre (du Breilh) et au Modèle, et alimentées avec la source Filhol dans le premier de ces établissements et l'eau de la grande source dans le second. Trois ou quatre piscines à chacun de ces établissements seraient suffisantes.

Il faut installer au Modèle des *appareils à inhalation* sèche et humide.

Les douches vaginales doivent être partout supprimées. Il faut les remplacer par des *appareils à irrigation dans le bain*, consistant en un entonnoir et un tube en caoutchouc terminé par une canule à olive. Ces appareils pourraient être loués ou vendus aux malades, soit par les établissements, soit par les marchands de la ville.

Des appareils pour le *lavage de l'estomac* devront être installés au Couloubret et au Teich, et alimentés par l'eau Pilhes et par l'eau Bleue.

Plusieurs buvettes inutiles ou dont l'usage n'est pas exempt d'inconvénients doivent être supprimées. Telles sont : au Modèle, les Sulfureuses chaudes et refroidies ; au Teich, la Viguerie refroidie et l'eau Bleue.

Enfin, il serait préférable de changer certaines étiquettes inexactes ou insignifiantes. Ainsi, au Modèle, les mots bains doux serpentinés, devraient être remplacés par les mots *bains sulfités*, et les mots bains alcalins par bains *sulfuro-alcalins*. Cette dernière étiquette devrait aussi être placée au-dessus de la buvette alcaline chaude. De même au Teich, l'étiquette eau Bleue devrait être remplacée ou au moins placée entre parenthèse au-dessous de *alcalino-sulfitée*.

Il y aurait encore d'autres modifications à apporter dans les établissements mais je n'en parle pas pour ne pas soulever la colère des propriétaires ou actionnaires, sachant que mes paroles seraient à coup sûr fort mal interprétées.

**Balnéologie et Hydrothérapie.** — Beaucoup trop de sources ne peuvent être encore utilisées que pour la simple balnéologie. Il serait à désirer qu'on fît une analyse chimique très exacte de certaines d'entre elles, afin qu'on pût employer dans le traitement hydro-minéral celles qui présenteraient des propriétés spéciales.

Dans chaque établissement, tous les appareils pour les douches devraient être réunis dans quatre grandes salles, deux pour les hommes, deux pour les femmes. On ne devrait conserver dans les cabines que des pommes d'arrosoir servant aux bains d'affusion. Des déshabilloirs nombreux seraient installés tout près de ces salles.

Les étuves en caisse devraient se trouver aussi très à proximité des douches froides en pluie.

Quant au *massage*, il faut des hommes connaissant bien l'anatomie pour qu'il soit pratiqué avec fruit et il est encore très difficile en France de se procurer de bons masseurs.

2⁰ AMÉLIORATIONS CONCERNANT LA CLIMATOTHÉRAPIE

**A Ax.** — Ce qui manque à Ax dans les promenades, ce sont des sièges en nombre suffisant et surtout des *chaises*. Il faut, en outre, que *certains bancs soient abrités contre le vent*, au moyen de dossiers élevés. Parmi les chaises, devraient aussi se trouver quelques *fauteuils roulants*.

Nous n'avons pas de *promenade horizontale* suffisamment spacieuse ; on pourrait cependant en avoir une fort belle au Couloubret-de-Dessus, si l'on voulait mettre à son aménagement un peu de bonne volonté.

Nous n'osons pas proposer encore la construction de villas tout autour de la ville.

Les chevaux et les ânes pour excursions ont bien besoin de renouveler leurs harnais. Les guides et les conducteurs devraient s'organiser.

Enfin, quelques appareils de gymnastique, installés à la promenade de la Ville-Vieille, complèteraient notre matériel kinésithérapique.

**A Bonascre**. — J'ai développé ailleurs, l'utilité qu'il y aurait pour un certain nombre de malades, d'aller passer la journée à Bonascre (1). Naturellement ces malades seraient obligés de déjeûner sur le plateau. Il faudrait donc y construire un chalet avec les dépendances nécessaires pour le repas de onze heures. En joignant au chalet des bancs, les uns découverts, les autres abrités, quelques appareils accessoires et un service régulier de transport, l'installation de Bonascre serait parfaite.

Je doute qu'aucune autre station thermale des Pyrénées possède, comme Ax, une promenade à proximité, comparable à celle de Bonascre. Si les gens du pays avaient plus d'initiative et savaient profiter des avantages que la nature leur offre, ce plateau serait pour eux une vraie source de richesse.

**Sanatorium d'hiver**. — Certains malades pourraient suivre un traitement hydro-minéral et climato-thérapique à Ax pendant l'hiver, mais à la condition qu'ils habiteraient sur la terrasse de Sorgeat et avec une installation particulière.

J'ai fait connaître dans ma *Topographie médicale* les avantages du climat de Sorgeat durant l'hiver, même dans les années où il neige longtemps et beaucoup. Cette résidence ne serait nullement triste car la vue y est plus belle encore qu'à Bonascre.

Une route carrossable mène à Sorgeat et permettrait aux malades de descendre pour prendre l'eau sulfureuse et de remonter aussitôt après. Deux heures ou deux heures et demie suffisent pour l'aller, le retour et la boisson.

(1) Voir page 101

Les malades arriveraient à la fin d'octobre ou au commencement de novembre, afin de s'habituer au climat et de se fortifier un peu avant l'apparition de la neige, qui a lieu ordinairement à la fin de novembre. Ils repartiraient en février, afin d'éviter le printemps.

L'installation du *sanatorium* devra être faite loin du village, sur la partie la plus élevée de la terrasse et adossé immédiatement à la montagne. Il y faudra des galeries vitrées ouvertes, faciles à fermer et exposées au soleil ; des allées horizontales et en pente permettront la promenade au dehors. On y installera de nombreux bancs abrités.

Le lait de Sorgeat est renommé. Pendant l'été, ce village approvisionne presque à lui seul notre station thermale. Les malades du sanatorium pourront en user largement.

Il n'y a pas encore de sanatorium d'hiver dans les Pyrénées. Les malades qui veulent se soumettre à l'influence du climat de montagne s'expatrient. Qu'Ax prenne l'initiative d'une pareille installation (1), et il verra les malades accourir chez lui.

### 3° CONSIDÉRATIONS GÉNÉRALES

Les quatre établissements d'Ax appartiennent à trois sociétés différentes.

Le Teich et le Couloubret appartient à la petite *Compagnie générale des Thermes d'Ax*, ayant pour principaux actionnaires et administrateurs les mem-

(1) Je veux dire qu'il faut qu'Ax fasse de la propagande pour cette idée, car il ne faut pas penser à la construction d'un sanatorium par la ville.

bres de la famille Rivière (Boulié), anciens propriétaires de ces bains.

Le Modéle est la propriété d'une petite Société anonyme fondée en 1865.

Enfin le Breilh, appartient à la famille Sicre.

Naturellement ces divers établissements se font concurrence. Chacun a ses amis et ses ennemis, et rien n'est plus funeste à notre station thermale.

Puisque nulle entente ne peut exister entre les trois sociétés, puisque leur haine mutuelle a empêché jusqu'ici l'achat de tous les établissements, soit par la commune, soit par une société quelconque, il est de toute nécessité que les médecins non-seulement ne secondent pas cette concurrence, mais fassent tous leurs efforts pour la faire cesser.

Chaque établissement possédant des sources spéciales qui ne se retrouvent pas chez les autres, il n'est pas indifférent pour le malade d'aller ici plutôt qu'ailleurs. Il peut se faire qu'on soit obligé de faire boire un client à l'un des établissements et de lui faire prendre le bain à un autre. *Les quatre établissements doivent donc être considérés par le médecin et par les malades comme ne formant qu'un seul et même établissement.*

Le médecin conscencieux ne peut donc pas envoyer ses clients plutôt au Modèle, qu'au Teich, ou qu'au Breilh et réciproquement, pour faire plaisir aux actionnaires de ces établissements, ou aux habitants chez qui logent les étrangers.

Le propriétaire d'un établissement thermal n'a qu'un but : donner le plus de bains possible, afin d'avoir le plus grand bénéfice possible. De tout le reste, il n'a souci.

Le malade ne désire qu'une chose : guérir. Et dans ce but il s'impose parfois un lourd sacrifice.

Le médecin ne doit désirer non plus qu'une chose, guérir son client, ou tout au moins le soulager et le rendre satisfait de son traitement.

L'intérêt du malade et celui du propriétaire des bains sont souvent opposés. Quel est l'intérêt des deux que le médecin doit favoriser ?

Les étrangers répondront tout de suite : *le nôtre* ; si nous savions le contraire, nous ne reviendrons plus. — Qui a besoin de l'étranger pour vivre ? l'habitant.

Que l'habitant fasse donc comme le médecin, qu'il prenne avant tout l'intérêt de l'étranger et non celui de tel propriétaire de bains plutôt que celui de tel autre. Il y a assez de travail pour tous; et il est possible de rendre tout le monde content.

Ensuite que pour vanter nos eaux, on ne leur attribue pas des propriétés fantastiques; loin de leur faire du bien, ce charlatanisme leur fait du mal.

Je prie les propriétaires de bains et en particulier MM. Rivière-Boulié, Boyer et C$^{ie}$, de bien méditer les paroles suivantes de leur ami le D$^r$ Garrigou, et de bien faire attention surtout aux dernières lignes:

« Qui pourrait croire de nos jours aux vertus réel-
» les des eaux en voyant les listes interminables des
» maladies dont les charlatans éhontés prétendent ta-
» rir la source par l'usage unique de telle ou telle
» station ? Quels effets peuvent produire sur le corps
» médical français et étranger ces brochures, cés
» prospectus, ces articles de journaux, qui étalent un
» cynisme médical que les honnêtes confrères ne
» sauraient trop flétir.

» C'est par ces exagérations malheureuses qu'on
» déprécie la médecine thermale ; *et les médecins qui*
» *les impriment devraient être poursuivis pour im-*
» *posture et calomnie, par les propriétaires des*
» *sources,* dont ils entraînent le mépris public et l'a-
» bandon médical (1). »

## APPENDICE

### Notice sur les eaux minérales de Mérens-Saillens.

Les trois sources thermales de Mérens sont situées
à deux niveaux différents dans la vallée du Nabre. La
plus éloignée du village se trouve à une altitude de
1,201 mètres au-dessus du niveau de la mer ; les
deux autres à 1,176 mètres. Toutes les trois semblent
émerger directement du granit.

La source de Saillens est située au bord d'un petit
ruisseau, sur le flanc droit de la vallée de l'Ariège, à
une certaine hauteur au-dessus du lacet que forme
en cet endroit la route nationale.

(1) L'avenir des eaux minérales du Midi, dans la *Revue des
Pyrénées,* tome 1, 1889, p. 99 et 100.

5..

Le tableau suivant fait connaître les principaux éléments caractéristiques de ces sources, d'après les analyses de M. H. Marcailhou.

| | Température | ULFURATION | | ALCALINITÉ | | Matière organique |
| --- | --- | --- | --- | --- | --- | --- |
| | | Sulfure de Sodium | Hyposulfite de Soude | Alcalinité due aux carbonates | Acide carbonique | |
| Source d'En-Haut (Mérens). | 48° | 0.0184 | 0.0004 | 0.0470 | 0.0046 | 0.0030 |
| Source d'En-Bas n° 1 (Mér.) | 39° | 0.0165 | 0.0005 | 0.0566 | 0.0050 | 0.0029 |
| Source Timbal (Saillens).. | 13° | 0.0140 | 0.0053 | 0.0479 | 0.0069 | 0.0032 |

La source d'En-Bas, n° 2, n'a pas été analysée. Son degré de sulfuration est très faible, c'est une eau dégénérée et par suite alcaline.

Les sulfuraires vertes qu'on remarque dans ces eaux sont des *crenothrix* et des *cladothrix*; les roses sont des *Beggiatoa roseo-persicina*.

D'après leur composition chimique, les trois sources qui précèdent doivent être placées dans notre classification des eaux minérales de la région, entre les sources du Mystère et Fontan, et la source dite alcaline du Modèle. Par leur degré de sulfuration et leurs alcalinité, elles ressemblent aux deux premières, et par la présence de l'acide carbonique libre à la troisième.

Si, pour utiliser les deux sources sulfureuses de Mérens, on les fait descendre jusqu'à la route nationale au moyen de tuyaux, leur degré de sulfuration 'abaissera dans ce long trajet, ainsi que leur température, et, dès lors, elles seront très semblables à la source dite alcaline du Modèle, dont le vrai nom est *sulfuro-alcaline.*

Il serait préférable d'utiliser les sources au village de dessus, en un point assez rapproché de celui de leur émergence, afin de pouvoir conserver un degré de sulfuration assez élevé. On aurait toujours le moyen d'en décomposer une partie, de telle sorte qu'on pourrait disposer des variétés suivantes :

| | |
|---|---|
| 1º Source d'En-Haut très sulfureuse . . ⎱ | sulfuro-alcaline |
| 2º Source d'En-Bas, nº 1, très sulfureuse. ⎰ | sulfurées. |
| 3º Source d'En-Haut dégénérée.. . . . . . ⎱ | sulfuro-alcaline |
| 4º Source d'En-Bas, nº 1, dégénérée. . . ⎰ | alcalinisées. |
| 5º Source d'En-Bas, nº 2, alcaline . . . | alcaline-sulfatée. |

Les eaux 2º, 3º, 4º et 5º, pourraient être employées en boisson et en bains ; l'eau 1º, en bain seulement, sa température étant trop élevée pour la boisson.

Une quatrième source, celle de *la Soulaneille*, qui n'a pas été analysée par M. Marcailhou, se trouve sur la rive gauche du ruisseau de Nabre. Elle est peu sulfureuse, mais très riche en bicarbonate de soude et en acide carbonique libre. Elle constituerait une excellente boisson.

Quant à la source de Saillens, distante de Mérens de 6 kilomètres, elle devrait servir à compléter les ressources de la petite station thermale. Dans ce cas, on aurait, en effet, à ajouter aux eaux précédentes une septième variété : la sulfuro-alcaline froide. Son unique mode d'emploi ne peut être que la boisson. Et s'il est vrai, comme le dit M. F. Garrigou, que, prise en grande quantité elle détermine une diarrhée violente, il sera nécessaire de construire dans les environs quelques cabinets d'aisance. Du reste, un homme intelligent du pays, M. Jérôme Sicre, se propose d'aménager convenablement la source de Saillens ainsi que les sources de Mérens.

Des expériences sont nécessaires pour déterminer l'emploi thérapeutique de ces eaux. Le climat de Mérens, très excitant à cause de son altitude élevée, servira à préciser encore plus exactement, les cas particuliers justiciables des eaux de cette localité.

La petite station de Mérens-Saillens ne fera pas double emploi; elle sera, au contraire, très spécialisée et servira de complément à celle d'Ax.

Je dois à l'obligeance de M. Jérôme Sicre, la connaissance des analyses des trois sources, qui ont été faites en 1881 à l'école des mines de Paris. Je les donne ici à titre de document.

| PAR LITRE | SOURCE DU BAIN | SOURCE de la SOULALEILLE | SOURCE DE SAILLENS |
|---|---|---|---|
| | GR. | GR. | GR. |
| Acide carbonique libre......... | — | 0.0142 | 0.0051 |
| Sulfure de sodium............. | 0.0186 | 0.0082 | 0.0217 |
| Bicarbonate de soude.......... | 0.0958 | 0.0692 | 0.0983 |
| » de chaux.......... | 0.0752 | 0.0478 | 0.0669 |
| » de magnésie......... | 0.0067 | 0.0044 | 0.0064 |
| » de protoxyde de fer. | 0.0028 | 0.0025 | 0.0032 |
| Chlorure de sodium........... | 0.0253 | 0.0112 | 0.0266 |
| » de potassium......... | 0.0021 | 0.0009 | 0.0024 |
| Sulfate de soude.............. | 0.0293 | 0.0243 | 0.0275 |
| Silice....................... | 0.0862 | 0.0623 | 0.0885 |
| Matières organiques.......... | 0.0028 | 0.0032 | 0.0029 |
| | 0.3448 | 0.2479 | 0.3492 |

L'Ingénieur des mines, directeur du bureau d'essai,

A. CARNOT

Nota. — Quoique le dosage de l'acide sulfhydrique ait été effectué aussitôt les eaux parvenues, il est probable qu'à la source la quantité doit être plus considérable, presque toutes les eaux sulfureuses perdant beaucoup par le voyage.

En comparant ces analyses avec celles faites par M. H. Marcailhou, on observe plusieurs différences.

D'abord, il n'y a pas d'acide carbonique libre dans la source d'En-Haut ou du Bain, tandis que M. Marcailhou dit en avoir reconnu. Ensuite, pas d'hyposulfite de soude, tandis que M. Marcailhou en a trouvé, en très petite quantité il est vrai. Quelques faits observés me portent à penser qu'elles doivent en contenir des quantités plus considérables.

Je ne parle pas du degré de sulfuration de la source de Saillens, qui est fort différent dans les deux analyses.

# ERRATA

Page 49, ligne 20, lisez *sa bonne* au lieu de *bonne*.

Page 61, note, lisez *par dessus tout* au lieu de *au-dessus*.

Page 68, ligne 19, lisez *sept* au lieu de *cinq*.

# TABLE DES MATIÈRES

## QUATRIÉME PARTIE




Toulouse.— Imprimerie F. TARDIEU, rue des Gestes, 6—4057

# GRAND CAFÉ DU COMMERCE

TENU PAR

## TEULIÈRE

*Au Couloubret-de-Dessus*, à **AX-les-THERMES**
(ARIÈGE)

---

## MAGNIFIQUE TERRASSE

**sous les grands Tilleuls**

Dominant toute la promenade du Couloubret.

---

*Recommandé aux Baigneurs pour son bon service
et ses consommations de premier choix.*

---

## APPARTEMENTS A LOUER

---

# HOTEL CLANET

Route d'Espagne, en face des Bains

---

## VASTE SALLE DE RESTAURANT

POUR TABLE D'HOTE ET SERVICE A LA CARTE

## REPAS DE NOCES ET DE COMMANDE

---

## ON PORTE EN VILLE

*PRIX MODÉRÉS*

*Chambres très confortablement meublées.*
Voitures et Chevaux de Promenade.

# Boulangerie François ASTRIÉ

**Rue Marcailhou,** *au centre de la ville.*

## SPÉCIALITÉ DE COURONNES & PAIN DE LUXE

Cette boulangerie se recommande à MM. les Etrangers par la bonne qualité de son pain.

## MAISON MEUBLÉE

*Salle à manger et cuisine pour familles.*

### GRAND MAGASIN D'EPICERIE

## PORCELAINES ET CRISTAUX

# MARTY FRÈRES

### COIFFEURS-PARFUMEURS

## Près de l'Etablissement Modèle.

**Parfumerie des premières maisons de Paris.**

GANTERIE. — CRAVATES ET CHAPEAUX. — BIBLIOTHÈQUE, ABONNEMENT A LA LECTURE. — DÉPOT DU GUIDE. ARTICLES DE BUREAU. — PHOTOGRAPHIE D'AX ET DES ENVIRONS.

# MARTY

*Place du Breilh*

## MAISON MEUBLÉE

*Appartements à louer à des prix très modérés.*

### SITUATION EXCEPTIONNELLE

MAGASIN D'ÉPICERIE, MERCERIE, SANDALES ET ARTICLES DE MODE dans la même maison.

6..

# CAFÉ DE LA PAIX

TENU PAR

## François FONT-DOUBY

**Au centre des promenades (Maison GRAULLE Paulin)**

---

## CONSOMMATIONS ET LIQUEURS
exclusivement de marque.

**Journaux de Paris et de la région.**

*Magnifique Terrasse ombragée de platanes.*

---

## SALLES DE BILLARD, DE BAL
### DE CONCERT ET DE NOCES

---

**Salon particulier pour les Familles.**

---

# Maison GRAULLE Paulin

## A AX-LES-THERMES

Au centre des établissements thermaux et des promenades,
près de l'église.

---

## APPARTEMENTS GARNIS

Cuisine à la disposition des Etrangers

---

### TERRASSE SUR LA PROMENADE
### ECURIE ET REMISE

Cette maison des plus agréables par sa situation est
particulièrement recommandée.

# MAISON FERRIOL

**Rue Marcailhou** (au centre de la ville)

## APPARTEMENTS CONFORTABLEMENT MEUBLÉS, VASTES & AÉRÉS

*Cuisine et Salle à manger pour ménages.*

Maison très bien tenue et recommandée aux bonnes familles.

# MAISON ROUZAUD

### MENUISIER

**Rue Gaspard-Astrié,** *au centre de la ville*

### Près du Marché.

## CHAMBRES MEUBLÉES

*Salle à manger et cuisine pour familles.*

### PRIX TRÈS MODÉRÉS

## CHARCUTERIE AXÉENNE

# Pauline SOULÉ

*Rue Gaspard-Astrié, près du marché.*

## MAISON DE CONFIANCE

### Extrême propreté.

# HOTEL DE PARIS

66, rue Gambetta, 66 (angle du Capitole).

## TOULOUSE

Recommandé aux familles et aux touristes par sa bonne tenue, son confortable et sa situation au centre de la ville.

**Chambres de 1 fr. 50 à 4 fr. par jour.**

| | | |
|---|---|---|
| **TABLE d'HOTE...** | Déjeuners....... | 2 fr. 50 |
| | Dîners......... | 3 fr. » |
| **RESTAURANT....** | Déjeuners....... | 3 fr. » |
| | Dîners......... | 3 fr. 50 |

## SALONS PARTICULIERS — SERVICE A LA CARTE

*Cave de premier ordre.*

---

# RESTAURANT du GRAND CAFÉ DE LA PAIX

Place du Capitole

## TOULOUSE

## ÉTABLISSEMENT DE PREMIER ORDRE

### CUISINE RENOMMÉE

## SERVICE A LA CARTE ET A PRIX FIXE

Déjeuners............... 2 fr. 50

Dîners............... 3 fr. »

---

**Salons particuliers pour familles.**

9 782014 076196